全国高等职业教育药品类专业
国家卫生健康委员会"十三五"规划教材

供药学、药品经营与管理、药品服务与管理专业用

医院药学概要

U0292414

第 **3** 版

主　编　张明淑　于　倩

副主编　黄欣碧　王　强　李巧芳

编　者　（以姓氏笔画为序）

于　倩（吉林大学中日联谊医院）

王　强（益阳医学高等专科学校）

刘　力（宝鸡职业技术学院）

刘泱泱（长春医学高等专科学校）

李巧芳（北京卫生职业学院）

吴东媛（哈尔滨医科大学附属肿瘤医院）

陈　昕（江苏省连云港中医药高等职业技术学校）

张明淑（长春医学高等专科学校）

赵　珉（吉林大学白求恩第一医院）

胡清宇（山西药科职业学院）

黄欣碧（广西卫生职业技术学院）

人民卫生出版社

图书在版编目（CIP）数据

医院药学概要/张明淑,于倩主编. —3 版. —北京：
人民卫生出版社,2018
　ISBN 978-7-117-25695-7

　Ⅰ.①医…　Ⅱ.①张…②于…　Ⅲ.①药物学-高等
职业教育-教材　Ⅳ.①R9

中国版本图书馆 CIP 数据核字（2018）第 039297 号

人卫智网	www. ipmph. com	医学教育、学术、考试、健康,
		购书智慧智能综合服务平台
人卫官网	www. pmph. com	人卫官方资讯发布平台

医院药学概要

第 3 版

主　　编：张明淑　于　倩
出版发行：人民卫生出版社（中继线 010-59780011）
地　　址：北京市朝阳区潘家园南里 19 号
邮　　编：100021
E - mail：pmph @ pmph. com
购书热线：010-59787592　010-59787584　010-65264830
印　　刷：人卫印务（北京）有限公司
经　　销：新华书店
开　　本：850×1168　1/16　印张：13
字　　数：306 千字
版　　次：2009 年 1 月第 1 版　2018 年 5 月第 3 版
　　　　　2023 年 12 月第 3 版第 12 次印刷（总第 24 次印刷）
标准书号：ISBN 978-7-117-25695-7/R・25696
定　　价：36.00 元
打击盗版举报电话：010-59787491　E-mail：WQ @ pmph. com
（凡属印装质量问题请与本社市场营销中心联系退换）

全国高等职业教育药品类专业国家卫生健康委员会"十三五"规划教材出版说明

《国务院关于加快发展现代职业教育的决定》《高等职业教育创新发展行动计划(2015-2018年)》《教育部关于深化职业教育教学改革全面提高人才培养质量的若干意见》等一系列重要指导性文件相继出台,明确了职业教育的战略地位、发展方向。为全面贯彻国家教育方针,将现代职教发展理念融入教材建设全过程,人民卫生出版社组建了全国食品药品职业教育教材建设指导委员会。在该指导委员会的直接指导下,经过广泛调研论证,人民卫生出版社启动了全国高等职业教育药品类专业第三轮规划教材的修订出版工作。

本套规划教材首版于2009年,于2013年修订出版了第二轮规划教材,其中部分教材入选了"十二五"职业教育国家规划教材。本轮规划教材主要依据教育部颁布的《普通高等学校高等职业教育(专科)专业目录(2015年)》及2017年增补专业,调整充实了教材品种,涵盖了药品类相关专业的主要课程。全套教材为国家卫生健康委员会"十三五"规划教材,是"十三五"时期人卫社重点教材建设项目。本轮教材继续秉承"五个对接"的职教理念,结合国内药学类专业高等职业教育教学发展趋势,科学合理推进规划教材体系改革,同步进行了数字资源建设,着力打造本领域首套融合教材。

本套教材重点突出如下特点:

1. **适应发展需求,体现高职特色** 本套教材定位于高等职业教育药品类专业,教材的顶层设计既考虑行业创新驱动发展对技术技能型人才的需要,又充分考虑职业人才的全面发展和技术技能型人才的成长规律;既集合了我国职业教育快速发展的实践经验,又充分体现了现代高等职业教育的发展理念,突出高等职业教育特色。

2. **完善课程标准,兼顾接续培养** 本套教材根据各专业对应从业岗位的任职标准优化课程标准,避免重要知识点的遗漏和不必要的交叉重复,以保证教学内容的设计与职业标准精准对接,学校的人才培养与企业的岗位需求精准对接。同时,本套教材顺应接续培养的需要,适当考虑建立各课程的衔接体系,以保证高等职业教育对口招收中职学生的需要和高职学生对口升学至应用型本科专业学习的衔接。

3. **推进产学结合,实现一体化教学** 本套教材的内容编排以技能培养为目标,以技术应用为主线,使学生在逐步了解岗位工作实践,掌握工作技能的过程中获取相应的知识。为此,在编写队伍组建上,特别邀请了一大批具有丰富实践经验的行业专家参加编写工作,与从全国高职院校中遴选出的优秀师资共同合作,确保教材内容贴近一线工作岗位实际,促使一体化教学成为现实。

4. **注重素养教育,打造工匠精神** 在全国"劳动光荣、技能宝贵"的氛围逐渐形成,"工匠精神"在各行各业广为倡导的形势下,医药卫生行业的从业人员更要有崇高的道德和职业素养。教材更加强调要充分体现对学生职业素养的培养,在适当的环节,特别是案例中要体现出药品从业人员的行为准则和道德规范,以及精益求精的工作态度。

5. 培养创新意识,提高创业能力 为有效地开展大学生创新创业教育,促进学生全面发展和全面成才,本套教材特别注意将创新创业教育融入专业课程中,帮助学生培养创新思维,提高创新能力、实践能力和解决复杂问题的能力,引导学生独立思考、客观判断,以积极的、锲而不舍的精神寻求解决问题的方案。

6. 对接岗位实际,确保课证融通 按照课程标准与职业标准融通,课程评价方式与职业技能鉴定方式融通,学历教育管理与职业资格管理融通的现代职业教育发展趋势,本套教材中的专业课程,充分考虑学生考取相关职业资格证书的需要,其内容和实训项目的选取尽量涵盖相关的考试内容,使其成为一本既是学历教育的教科书,又是职业岗位证书的培训教材,实现"双证书"培养。

7. 营造真实场景,活化教学模式 本套教材在继承保持人卫版职业教育教材栏目式编写模式的基础上,进行了进一步系统优化。例如,增加了"导学情景",借助真实工作情景开启知识内容的学习;"复习导图"以思维导图的模式,为学生梳理本章的知识脉络,帮助学生构建知识框架。进而提高教材的可读性,体现教材的职业教育属性,做到学以致用。

8. 全面"纸数"融合,促进多媒体共享 为了适应新的教学模式的需要,本套教材同步建设以纸质教材内容为核心的多样化的数字教学资源,从广度、深度上拓展纸质教材内容。通过在纸质教材中增加二维码的方式"无缝隙"地链接视频、动画、图片、PPT、音频、文档等富媒体资源,丰富纸质教材的表现形式,补充拓展性的知识内容,为多元化的人才培养提供更多的信息知识支撑。

本套教材的编写过程中,全体编者以高度负责、严谨认真的态度为教材的编写工作付出了诸多心血,各参编院校对编写工作的顺利开展给予了大力支持,从而使本套教材得以高质量如期出版,在此对有关单位和各位专家表示诚挚的感谢!教材出版后,各位教师、学生在使用过程中,如发现问题请反馈给我们(renweiyaoxue@163.com),以便及时更正和修订完善。

人民卫生出版社

2018 年 3 月

全国高等职业教育药品类专业国家卫生健康委员会
"十三五"规划教材
教材目录

序号	教材名称	主编	适用专业
1	人体解剖生理学（第3版）	贺 伟 吴金英	药学类、药品制造类、食品药品管理类、食品工业类
2	基础化学（第3版）	傅春华 黄月君	药学类、药品制造类、食品药品管理类、食品工业类
3	无机化学（第3版）	牛秀明 林 珍	药学类、药品制造类、食品药品管理类、食品工业类
4	分析化学（第3版）	李维斌 陈哲洪	药学类、药品制造类、食品药品管理类、医学技术类、生物技术类
5	仪器分析	任玉红 闫冬良	药学类、药品制造类、食品药品管理类、食品工业类
6	有机化学（第3版）*	刘 斌 卫月琴	药学类、药品制造类、食品药品管理类、食品工业类
7	生物化学（第3版）	李清秀	药学类、药品制造类、食品药品管理类、食品工业类
8	微生物与免疫学*	凌庆枝 魏仲香	药学类、药品制造类、食品药品管理类、食品工业类
9	药事管理与法规（第3版）	万仁甫	药学类、药品经营与管理、中药学、药品生产技术、药品质量与安全、食品药品监督管理
10	公共关系基础（第3版）	秦东华 惠 春	药学类、药品制造类、食品药品管理类、食品工业类
11	医药数理统计（第3版）	侯丽英	药学、药物制剂技术、化学制药技术、中药制药技术、生物制药技术、药品经营与管理、药品服务与管理
12	药学英语	林速容 赵 旦	药学、药物制剂技术、化学制药技术、中药制药技术、生物制药技术、药品经营与管理、药品服务与管理
13	医药应用文写作（第3版）	张月亮	药学、药物制剂技术、化学制药技术、中药制药技术、生物制药技术、药品经营与管理、药品服务与管理

序号	教材名称	主编	适用专业
14	医药信息检索（第3版）	陈燕　李现红	药学、药物制剂技术、化学制药技术、中药制药技术、生物制药技术、药品经营与管理、药品服务与管理
15	药理学（第3版）	罗跃娥　樊一桥	药学、药物制剂技术、化学制药技术、中药制药技术、生物制药技术、药品经营与管理、药品服务与管理
16	药物化学（第3版）	葛淑兰　张彦文	药学、药品经营与管理、药品服务与管理、药物制剂技术、化学制药技术
17	药剂学（第3版）*	李忠文	药学、药品经营与管理、药品服务与管理、药品质量与安全
18	药物分析（第3版）	孙莹　刘燕	药学、药品质量与安全、药品经营与管理、药品生产技术
19	天然药物学（第3版）	沈力　张辛	药学、药物制剂技术、化学制药技术、生物制药技术、药品经营与管理
20	天然药物化学（第3版）	吴剑峰	药学、药物制剂技术、化学制药技术、生物制药技术、中药制药技术
21	医院药学概要（第3版）	张明淑　于倩	药学、药品经营与管理、药品服务与管理
22	中医药学概论（第3版）	周少林　吴立明	药学、药物制剂技术、化学制药技术、中药制药技术、生物制药技术、药品经营与管理、药品服务与管理
23	药品营销心理学（第3版）	丛嫒	药学、药品经营与管理
24	基础会计（第3版）	周凤莲	药品经营与管理、药品服务与管理
25	临床医学概要（第3版）*	曾华	药学、药品经营与管理
26	药品市场营销学（第3版）*	张丽	药学、药品经营与管理、中药学、药物制剂技术、化学制药技术、生物制药技术、中药制剂技术、药品服务与管理
27	临床药物治疗学（第3版）*	曹红	药学、药品经营与管理、药品服务与管理
28	医药企业管理	戴宇　徐茂红	药品经营与管理、药学、药品服务与管理
29	药品储存与养护（第3版）	徐世义　宫淑秋	药品经营与管理、药学、中药学、药品生产技术
30	药品经营管理法律实务（第3版）*	李朝霞	药品经营与管理、药品服务与管理
31	医学基础（第3版）	孙志军　李宏伟	药学、药物制剂技术、生物制药技术、化学制药技术、中药制药技术
32	药学服务实务（第2版）	秦红兵　陈俊荣	药学、中药学、药品经营与管理、药品服务与管理

序号	教材名称	主编	适用专业
33	药品生产质量管理(第3版)*	李洪	药物制剂技术、化学制药技术、中药制药技术、生物制药技术、药品生产技术
34	安全生产知识(第3版)	张之东	药物制剂技术、化学制药技术、中药制药技术、生物制药技术、药学
35	实用药物学基础(第3版)	丁丰 张庆	药学、药物制剂技术、生物制药技术、化学制药技术
36	药物制剂技术(第3版)*	张健泓	药学、药物制剂技术、化学制药技术、生物制药技术
	药物制剂综合实训教程	胡英 张健泓	药学、药物制剂技术、药品生产技术
37	药物检测技术(第3版)	甄会贤	药品质量与安全、药物制剂技术、化学制药技术、药学
38	药物制剂设备(第3版)	王泽	药品生产技术、药物制剂技术、制药设备应用技术、中药生产与加工
39	药物制剂辅料与包装材料(第3版)*	张亚红	药物制剂技术、化学制药技术、中药制药技术、生物制药技术、药学
40	化工制图(第3版)	孙安荣	化学制药技术、生物制药技术、中药制药技术、药物制剂技术、药品生产技术、食品加工技术、化工生物技术、制药设备应用技术、医疗设备应用技术
41	药物分离与纯化技术(第3版)	马娟	化学制药技术、药学、生物制药技术
42	药品生物检定技术(第2版)	杨元娟	药学、生物制药技术、药物制剂技术、药品质量与安全、药品生物技术
43	生物药物检测技术(第2版)	兰作平	生物制药技术、药品质量与安全
44	生物制药设备(第3版)*	罗和春 贺峰	生物制药技术
45	中医基本理论(第3版)*	叶玉枝	中药制药技术、中药学、中药生产与加工、中医养生保健、中医康复技术
46	实用中药(第3版)	马维平 徐智斌	中药制药技术、中药学、中药生产与加工
47	方剂与中成药(第3版)	李建民 马波	中药制药技术、中药学、药品生产技术、药品经营与管理、药品服务与管理
48	中药鉴定技术(第3版)*	李炳生 易东阳	中药制药技术、药品经营与管理、中药学、中草药栽培技术、中药生产与加工、药品质量与安全、药学
49	药用植物识别技术	宋新丽 彭学著	中药制药技术、中药学、中草药栽培技术、中药生产与加工

序号	教材名称	主编		适用专业
50	中药药理学(第3版)	袁先雄		药学、中药学、药品生产技术、药品经营与管理、药品服务与管理
51	中药化学实用技术(第3版)*	杨 红	郭素华	中药制药技术、中药学、中草药栽培技术、中药生产与加工
52	中药炮制技术(第3版)	张中社	龙全江	中药制药技术、中药学、中药生产与加工
53	中药制药设备(第3版)	魏增余		中药制药技术、中药学、药品生产技术、制药设备应用技术
54	中药制剂技术(第3版)	汪小根	刘德军	中药制药技术、中药学、中药生产与加工、药品质量与安全
55	中药制剂检测技术(第3版)	田友清	张钦德	中药制药技术、中药学、药学、药品生产技术、药品质量与安全
56	药品生产技术	李丽娟		药品生产技术、化学制药技术、生物制药技术、药品质量与安全
57	中药生产与加工	庄义修	付绍智	药学、药品生产技术、药品质量与安全、中药学、中药生产与加工

说明：* 为"十二五"职业教育国家规划教材。全套教材均配有数字资源。

全国食品药品职业教育教材建设指导委员会
成员名单

主任委员： 姚文兵　中国药科大学

副主任委员：刘　斌　天津职业大学　　　　　　马　波　安徽中医药高等专科学校

冯连贵　重庆医药高等专科学校　　　袁　龙　江苏省徐州医药高等职业学校

张彦文　天津医学高等专科学校　　　缪立德　长江职业学院

陶书中　江苏食品药品职业技术学院　张伟群　安庆医药高等专科学校

许莉勇　浙江医药高等专科学校　　　罗晓清　苏州卫生职业技术学院

昝雪峰　楚雄医药高等专科学校　　　葛淑兰　山东医学高等专科学校

陈国忠　江苏医药职业学院　　　　　孙勇民　天津现代职业技术学院

委　　员（以姓氏笔画为序）：

于文国　河北化工医药职业技术学院　杨先振　楚雄医药高等专科学校

王　宁　江苏医药职业学院　　　　　邹浩军　无锡卫生高等职业技术学校

王玮瑛　黑龙江护理高等专科学校　　张　庆　济南护理职业学院

王明军　厦门医学高等专科学校　　　张　建　天津生物工程职业技术学院

王峥业　江苏省徐州医药高等职业学校　张　铎　河北化工医药职业技术学院

王瑞兰　广东食品药品职业学院　　　张志琴　楚雄医药高等专科学校

牛红云　黑龙江农垦职业学院　　　　张佳佳　浙江医药高等专科学校

毛小明　安庆医药高等专科学校　　　张健泓　广东食品药品职业学院

边　江　中国医学装备协会康复医学　张海涛　辽宁农业职业技术学院
　　　　装备技术专业委员会　　　　陈芳梅　广西卫生职业技术学院

师邱毅　浙江医药高等专科学校　　　陈海洋　湖南环境生物职业技术学院

吕　平　天津职业大学　　　　　　　罗兴洪　先声药业集团

朱照静　重庆医药高等专科学校　　　罗跃娥　天津医学高等专科学校

刘　燕　肇庆医学高等专科学校　　　邴枝花　安徽医学高等专科学校

刘玉兵　黑龙江农业经济职业学院　　金浩宇　广东食品药品职业学院

刘德军　江苏省连云港中医药高等职业　周双林　浙江医药高等专科学校
　　　　技术学校　　　　　　　　　郝晶晶　北京卫生职业学院

孙　莹　长春医学高等专科学校　　　胡雪琴　重庆医药高等专科学校

严　振　广东省药品监督管理局　　　段如春　楚雄医药高等专科学校

李　霞　天津职业大学　　　　　　　袁加程　江苏食品药品职业技术学院

李群力　金华职业技术学院　　　　　莫国民　上海健康医学院

杨元娟　重庆医药高等专科学校　　　顾立众　江苏食品药品职业技术学院

倪　峰　福建卫生职业技术学院　　　　葛　虹　广东食品药品职业学院

徐一新　上海健康医学院　　　　　　　蒋长顺　安徽医学高等专科学校

黄丽萍　安徽中医药高等专科学校　　　景维斌　江苏省徐州医药高等职业学校

黄美娥　湖南食品药品职业学院　　　　潘志恒　天津现代职业技术学院

晨　阳　江苏医药职业学院

前　言

医院药学是以药学理论为基础,以患者为中心,研究医院药品供应、药学技术、药事管理和临床用药,以保证药品质量和用药合理的一门应用性学科。《医院药学概要》是将医院药学的研究内容凝练而成的一本实用性教材,是全国高等职业教育医院药学方向的教学用书,也可作为医院药学技术人员上岗培训教材和药品生产经营、药品监督管理人员的参考读物。

本教材是为适应新形势下全国高等职业教育药品类专业教育改革和发展的需要而编写的国家卫生健康委员会"十三五"规划教材。教材充分体现知识内容与工作岗位能力的需求对接,重视知识的应用和新医改内容的体现,突出鲜明的高等职业教育特色。

本教材的修订收集了多所使用本教材的单位的意见和建议,在上一版教材的基础上进行全面改进。全书共分9章,即绪论,医院药学部(科)的管理组织机构及管理,医院药品调剂,静脉用药集中调配,医院制剂,医院药品采购、储存与养护,临床药学,药学服务和药学信息服务。新版教材的主要特点是:①纸质教材和数字资源紧密结合,形成融合教材。学生可以扫描书内的二维码,浏览学习每章的教学PPT、图片、录像及微课资源,做每章的同步练习,可明显提高学习效果。②每章内容设置了导学情景、知识链接、课堂活动、案例分析、目标检测等内容,增设了大量案例分析,同时在每节后设置了点滴积累栏目,对重要知识点进行凝练,便于学生的知识回顾和总结。③设置边学边练内容,增设了医院药学的技能实训内容,模拟训练更加实用,将有助于学生更好地学习和实践医院药学岗位技能。④紧跟新医改及医院发展的趋势,补充相应章节的内容,如快速发药系统、智能存储系统、单剂量摆药系统、新型中药配方颗粒的调配、现代药学信息服务、用药教育和用药指导等内容。

本教材的编者有在学校从事多年医院药学管理及教学研究的教师,也有多年从事医院药学工作的专家。本版教材数字资源部分的负责人刘泱泱老师,以及吉林大学中日联谊医院毕铁琳药师及该院的药师团队在提升教材的数字资源质量,提高教材专业性、准确性、实用性方面做了大量的工作。在教材的编写过程中,还得到了编者所在单位的大力关怀和支持,在此一并表示感谢。

由于本书编者的水平有限,医院药学理论的广泛性和实践性强,许多理论问题和实践问题还有待于进一步的研究和探索,因此本书在编写过程中难免存在疏漏之处,恳请读者批评指正。

编　者

2018 年 3 月

目　录

参考文献

第一章
绪论

医院药学是以药学理论为基础,以患者为中心,研究医院药品供应、药学技术、药事管理和临床用药,以保证药品质量和用药合理性的一门应用性学科。随着医疗卫生体制改革和公众健康需求的发展,医院药学的工作重心已由"药品保障供应为主"向"提供药学技术服务"转变,医院药师的主要工作是提供药学服务,更加关注药品的应用质量和应用安全,以促进公众健康,提高患者的生活质量。

第一节　医院药学的主要内容

医院药学是一门与多学科有关的综合科学,关系密切的学科有药事管理学以及相关医药法律法规、药剂学、药理学、药物化学、临床药理学、临床药物治疗学、生物医学、检验学和临床医学等。医院药师不仅要完成为保障诊疗而进行的药品供应和药品安全应用方面的工作,还要从药房走出来,到临床医疗第一线,为临床医师提供许多与医疗直接相关的药学方面的技术服务。

一、医院药品供应保障

长期以来医院药品的调剂业务,药品的采购、储存及养护,以及医院制剂及药品检验业务,在治疗患者疾病、保证人民健康方面发挥了积极的作用。

（一）药品调剂业务

药品调剂业务主要包括处方审核、处方调配、发药、药学咨询服务和静脉药物集中调配,为医院评价药物利用状况、提高调剂工作质量、促进合理用药提供依据。

（二）药品的采购、储存及养护

药品的采购、储存及养护即医院药学部按临床治疗需要,提出计划,充分调研并采用科学的管理措施,控制药品的库存量,采购疗效好、质量优、价格廉的药品。经过严格的药品验收、药品储存及药品养护,以保证合格药品可以通过医院计算机网络系统有计划地发到各用药部门。

（三）医院制剂及药品检验业务

医院制剂是医疗机构根据临床需要经批准而配制、自用的固定处方制剂。其特点是自配自用,是市场没有供应而本院特有的创新制剂,制剂配方来源于临床并经过长期的临床检验。医院药品检验业务,主要通过对生产药品的质量检查和购进药品的质量抽检,保证患者用药安全、有效。

1

二、临床药学和药学服务

（一）临床药学

临床药学是指药学与临床相结合，直接面向患者，以病人为中心，研究与实践临床药物治疗，提高药物治疗水平的综合性应用学科。临床药学是医院药学的重要组成部分，强调以患者为中心，为医护人员、患者提供技术服务为主要任务。临床药学学科关注用药者，关心用药方法、用药过程和用药结果。临床药学的基本任务是提供药学服务，促进合理用药。

临床药学的具体工作是药师深入临床，参与药物治疗，参与制订合理给药方案；开展用药监护，做好药品不良反应收集、报告和分析工作，减少药源性疾病的发生；向医生、护理人员和患者提供有关药物知识的咨询等。其工作还包括临床药学研究，主要是进行临床用药配伍和相互作用，以及血药浓度监测、药物动力学、药物经济学和急救药学的研究，从而更好地指导临床合理用药。

（二）药学服务

药学服务是在临床药学的基础上发展而来的，它是药学人员利用药学专业知识和工具，向患者、医生、护士及公众（关心用药的群体）提供全方位的与药物使用相关的各类服务，这是一种以患者为中心的主动服务。

药学服务具有与传统药学工作不同的内涵，它更加强调以患者为中心、全程化药学服务以及对药物治疗结果的责任。具体为医院药学信息服务、用药咨询服务、参与临床药物治疗，对临床患者实施药学监护等，从药学、经济、社会和心理等角度给予患者多方面的关怀。同时，药学人员应提供安全、经济的治疗药物，向患者提供既经济又提高生存质量的治疗方案；应以合法的方式提供药品，消除可能发生的医疗事故和医疗纠纷，提高医疗服务和药学服务的水准。

21 世纪医院药学的使命是药学服务，药学服务的实施代表了医院药学作为一个临床专业正逐步走向成熟。随着时代的发展，我们可以认为医院药学是融多学科理论为基础，以合理用药为目标，以实施药学技术服务和药学监护为职责的药学学科。

三、医院药事管理

《医疗机构药事管理规定》（卫医政发〔2011〕11 号）明确指出医疗机构药事管理是指"医疗机构以病人为中心，以临床药学为基础，对临床用药全过程进行有效的组织实施与管理，促进临床科学、合理用药的药学技术服务和相关的药品管理工作"。实现医院药事管理中心工作需运用现代科学管理的理论和方法，使医院的药学工作能够制度化、法制化、规范化，最大程度地提高医院的社会效益和经济效益。这就要求医院药学部根据国家及各级政府卫生行政部门有关医院药事管理的法规，制定医院药事管理的规章制度，规范药事行为，对医院药学各科室、各环节进行科学管理，包括医院组织机构、人员配置及职责、制度管理、业务技术管理、药品质量监督管理、药品经济管理和医院药物信息管理等。

点滴积累 V ··

1. 医院药学的主要内容是医院药品供应保障、临床药学和药学服务、医院药事管理。
2. 传统医院药学侧重医院药品的供应保障，现代医院药学的工作重心是以患者为中心开展药学服务，目的是提高药品的应用质量和应用安全，促进合理用药。
3. 药学服务是药学人员向患者、医生、护士及社区居民（关心用药的群体）提供全方位的与药物使用相关的各类服务。药学服务强调以人为本，主动、全方位地服务，重视对患者的关怀，对药物治疗结果负责。

第二节　医院药学的发展

一、药学学科的建立和传统医院药学

世界各国早期的医药史基本上是医学和药学结合的历史。明代伟大的医学家李时珍因著有《本草纲目》这一世界医学史上伟大的著作，而在中国和世界历史上被称为药物学家。美国在18世纪以前，药房被称为"医生商店"或"大夫商店"。直到19世纪70年代后，美国化学家和药物学家将自制的药物和药物制剂开店销售，才有了现今"药店"的名称。

19世纪末以后，随着工业革命及科学技术的发展，药物的来源不仅仅依赖天然药物资源，而是可以设计、合成化学药物，筛选出有效、安全的化合物，制成制剂。20世纪30年代后，由于磺胺和青霉素等抗生素的发明和广泛使用，控制并治愈了大量细菌性传染病，开创了人们用药物治疗疾病的新时期。药学脱离了医学成为一门独立的学科，并开始有了药剂学、药物化学、生物药学、药理学和毒理学等分支学科。

我国传统医院药学的发展历经两个阶段。20世纪50年代，为基础建设阶段，医院设立药房或药局，分门诊药房和住院药房，工作人员分为药剂师、司药和调剂员。多数医院设立了简单的制剂室，少数大医院建设了灭菌制剂室，制备葡萄糖注射液等灭菌制剂，建立了分析检验室。60年代后，为医院制剂发展阶段，药学部门名称也多样化，有的仍称为药局，部分单位改为"药剂科""药材科""药械科"等，医院扩大制剂室规模，积极进行科研工作，试制当时药厂尚未生产的制剂并用到临床。50～70年代是以调剂、制剂为主的传统供应阶段。

二、临床药学和药学服务阶段

随着大量新药的使用，药物给人类带来的不利影响也显现出来。20世纪50～60年代，在世界范围内发生的多起药害事件，促使人们关注药物不良反应，促进了临床药学的发展。美国是临床药学的主要发源地，1964年，Francke等人提出医院药师应开展新的药学业务项目，即临床药学。临床药学是药学与医学结合的产物，它更多地思考药物临床应用问题，利用临床药学的研究成果改善药物治疗水平，倡导临床药师主动为患者服务，为患者用药承担责任。

知识链接

重大药害事件案例

1. "反应停"事件 1961 年前联邦德国开发生产的用于治疗孕吐的新特药沙利度胺,孕吐者服用后先后导致 28 个国家约 1.2 万例海豹畸形婴儿出生。这些婴儿绝大多数在一年内死亡。事后证实,该药具有极强的致畸作用。这一事件促成了"赫尔辛基宣言"于 1964 年 6 月在第 18 届世界医学大会上的诞生。宣言为医务工作者的伦理道德和医疗行为制定了最高标准,具有法律效力。

2. 芬氟拉明事件 20 世纪 80 年代,惠氏制药公司生产的减肥药芬氟拉明是一种苯丙胺类食欲抑制药,随后发现该药引起了心脏瓣膜肥厚、心律失常、心绞痛以及肺动脉高压等严重后果,在美国使数十万减肥者心脏瓣膜受损害。1997 年美国食品药品监督管理局(FDA)将该药撤市。

我国的临床药学从 20 世纪 60 年代提出,70～80 年代一些医院开始开展初步的临床药学工作,改变了以药为本的传统观念,临床药学的工作强调以患者为中心,用药安全、有效、经济、适当,即合理用药。1991 年,原卫生部首次规定三级医院必须开展临床药学工作,2011 年 3 月 1 日实施的《医疗机构药事管理规定》中进一步指出医疗机构"药学部门具体负责药品管理、药学专业技术服务和药师管理工作,开展以患者为中心,以合理用药为核心的临床药学工作,组织药师参与临床药物治疗,提供药学专业技术服务",同时明确了医院药师的工作职责。

知识链接

合理用药的生物医学标准（WHO/MSH 1997）

1. 按药物临床适应证选择药物,药物的药理作用能针对疾病的病因和病理生理改变;

2. 所选用的药物对患者具备有效、安全、适当和经济 4 个方面的要素;

3. 在明确遗传多态性与药物反应多态性的基础上,采用个体化给药方案,确定临床用药计量、用法、疗程、药物调剂恰当;

4. 患者应无禁忌证,所用治疗药物对患者引发不良反应的可能性最低和易于控制、纠正;

5. 患者对临床所用的药物具有良好的依从性。

我国的临床药学起步较晚,但发展很快。21 世纪初是我国临床药学学科确立、临床药师职业产生并快速发展的时期。首先是加强了临床药师的队伍建设,2005 年和 2007 年原卫生部先后出台了《临床药师培训试点工作方案》和《临床药师制试点工作方案》,并开展试点工作。2009 年原卫生部在全国范围内大力推行临床药师制,期间开始了临床药学专业规划教材的建设。2004 年部分院校开始建立临床药学系,开展药学硕士与博士学位研究生教育。2012 年 5 年制临床药学专业作为国家特设专业,被列为本科专业目录。

三十多年来我国临床药学得到迅速发展。从无到有、从三级医院向二级医院扩展,开展以合理用药为核心的临床药学服务,如药师深入临床参与药物治疗、治疗药物监测、药学信息服务、用药咨询、中毒解救咨询、药品不良反应监测和报告、药物经济学研究等。药学相关学科如临床药物治疗学、药物流行病学、药物经济学、临床药动学、临床药理学也同步迅速建立和发展。临床药学是医院药学的重点内容,医院开展临床药学大大推动了医院药学的发展。

人类面临的严峻用药问题是临床药学进一步向药学服务转化的重要动因之一。世界卫生组织(World Health Organization,WHO)估计全世界死亡患者中有 1/3 是由于用药不当而导致死亡。发达国家因药品不良反应而死亡人数在心脏病、癌症、脑卒中之后,排名第 4 位。实践表明,药师直接参与临床用药指导可减少药害事件的发生。哈佛大学研究证明:药师参与药物治疗小组可减少 2/3 的药物不良反应和近 1/3 的费用。可见药师不仅能为患者提供安全有效的药品,还应该提供安全有效的药物治疗。随着世界人口的老龄化,人类疾病谱发生的新变化和迅猛发展都迫切需要开展药学服务。

1990 年,美国学者 Hepler 和 Strand 积极倡导开展药学服务,正式提出药学服务即提供负责的药物治疗,以实现改善患者生存质量的既定结果,即药师要应用药学专业知识,为公众包括向医务人员、患者及家属提供药物使用、药物选择、药物不良反应预防等方面的指导,使药物的治疗更加安全有效、经济合理,提高和改善人类的生活质量。WHO 对药学服务的定义为:以患者的利益为药师活动中心的行为哲学。

我国在 20 世纪 90 年代初接受了药学服务的概念,早期译法包括药学保健、药学监护、药疗保健、药师照顾、药学关怀、药学服务等,其内涵是一致的。药学服务的这一内涵得到药学界的普遍认同。国内学者鉴于我国的国情,在学习、借鉴国外经验的基础上,提出“全程化药学服务”的新理念,提出在整个卫生医疗保健过程中,包括预防保健、药物治疗前、药物治疗过程中以及治愈后恢复等时期,围绕提高生命质量这一目标,直接为公众提供有责任的、与药物相关的服务。

药学服务这一医院药学工作的新模式,是从生物医学模式向生物-心理-社会医学模式的转变。医院药学的发展促使药师走出药房,走进临床科室,走进患者、医生和护士,甚至走向社会,为所有与用药有关的公众提供药学服务,由以往关注药物的间接服务转为关注患者的直接服务。药学服务对保障社会公众用药的安全性、有效性和经济性具有极其重要的意义。

三、医院药学的发展趋势

以合理用药为基础的药学服务是医院药学的工作重心,必然带来医院药学部门的工作模式、科研模式和管理模式的转变,以及医院药学研究的发展。

1. **实施“以患者为中心”的工作模式** 医院药学的发展、行业使命是以患者为中心,满足患者的个体需求。药师的角色从药品的调配者、供应者转变为药品信息的提供者,最终成为药学监护的提供者。随着国家医疗体制改革医疗机构药品“零加成”的推行,医院药学的管理模式向以患者为中心的安全用药管理模式转变,建立了医师、药师、护士组成的三位一体的医疗服务模式。

2. **药师参与临床药物治疗** 药师成为治疗团队的一员,为患者制订个体化治疗方案;为患者提供用药指导并参与会诊,包括参与如急症病房、家庭病房等的某些重要医疗会诊,并参与慢性病的治疗管理,开展健康教育和培训,提高慢性病者的治疗依从性和疗效。

3. 推广和应用药学新技术 通过推广和应用包括以计算机与互联网为代表的信息技术、人工智能与自动识别技术、现代物流系统、小包装饮片及中药配方颗粒剂等新技术,使医院药师能够便捷、准确、高质量完成药学工作。

4. 医院药房调剂自动化 医院调剂实行整包装药品自动化调剂,口服和针剂的单剂量自动调剂以及机读码系统等,将明显提高处方调剂的工作效率、准确性,减少调剂差错率。

5. 推广和发展静脉用药调配中心 对所有需要静脉给药的药物进行集中配制。

6. 加强数字化信息网络平台的建设 数据分析和利用是未来药学发展的重点方向。通过以数字化信息网络平台为基础,将药物不良事件监测、药物相互作用、细菌耐药监测、药品使用评价报告等信息在平台共享,实现合理用药的目的。

7. 个体化精准医疗 以药物基因组学为基础实现个体化精准医疗。药物基因组学是临床药学研究的新领域,通过 DNA 序列差异分析,从基因组水平深入认识疾病及药物作用的个体化差异机制,指导和优化临床用药,这也是 21 世纪临床药学研究的方向。

> **知识链接**
>
> 精准医疗和精准药物
>
> 精准医疗是个体化医疗的延伸,是基于生物分子学、因人因病而异的、更加精确的个体化医疗,通过对患者基因组、微生物类群及代谢副产物的测定与分析,以期达到治疗效果最大化及不良反应最小化的一种定制医疗模式。
>
> 基于大数据的精准医疗主要包括精准诊断、精准治疗与精准药物。
>
> 精准药物是指对特定患者特定疾病进行正确的诊断,在正确的时间、给予正确的药物、使用正确的剂量、从而实现最优的临床疗效及最小不良反应的个体化精准治疗目的。

8. 互联网-药学服务的延伸 控制医院规模及破除以药养医机制等医疗体制改革举措,给医院药学工作带来新的机遇。药学服务的对象不仅是医院的患者、医务人员,还可以拓展到互联网-药学服务,患者可以享受远程医疗服务和药学服务。

点滴积累 〤

1. 医院药学的发展经历了传统医院药学、临床药学和药学服务 3 个阶段。
2. 医院药学的发展趋势是全面实施"以患者为中心"的工作模式、药师参与临床药物治疗、推广和应用药学新技术、医院药房调剂自动化、推广和发展静脉用药调配中心、加强数字化信息网络平台的建设以及个体化精准医疗。

第三节　医院药学在医院的地位和作用

医院药学工作是医疗工作的重要组成部分,是提高医疗质量,保证病人用药安全有效的重要环节。药学部既是技术职能部门,又是药学业务领导部门,与医务部、护理部平行直属院长领导,在院长领导下,不仅全面负责本院药品的采购、保管和供应工作,而且具有指导临床合理用药和用药安全的管理职能。

医院药学工作是医疗质量的重要保证。随着城市公立医院综合改革试点在全国的实施,将破除公立医院逐利机制,破除以药补医机制,通过降低药品耗材费用、取消药品加成、规范药品使用和医疗行为等措施,使医疗服务体系能力明显提升。因此,要求医院药学服务水平进一步提升以及推进医院药学部门进行相应的改革。药学服务直接面对患者、医务人员和广大公众,为其提供合理用药等药学技术服务,这将大大提高医院的药物治疗水平和患者的生存质量。

医院药学工作是医院服务的窗口。药学人员的业务技术水平、职业道德水准,能够反映医院的整体管理水平,代表医院的风貌。近年来国家卫生健康委员会加强了医院药品收入比例的控制,规定在医院的全部经济收入中,药品和制剂的收入在 45% 以下,同时强化了安全、合理用药的职责。医院药学在医院的医疗行为中发挥了极其重要的作用。

点滴积累 ∨ ┈┈┈┈┈┈┈┈┈┈┈┈┈┈┈┈┈┈┈┈┈┈┈┈┈┈┈┈┈┈┈┈┈┈┈┈┈┈

1. 药学部是医院医疗工作的重要组成部分,医院药学工作是医疗质量的重要保证,是医院服务的窗口。医院药学在提高医疗质量,保证病人用药安全有效发挥了重要的作用。
2. 国家医疗体制改革的系列举措,要求医院药学部门加快改革步伐,以促进医院药学服务水平的提升。

目标检测

一、选择题

（一）单项选择题

1. 21 世纪医院药学的使命是（   ）

    A. 药学服务   B. 自主研发新药   C. 药学信息服务

    D. 医院药品供应保障   E. 医院药品管理

2. 临床药师的工作内容不包括（   ）

    A. 进行疾病的诊断、行使处方权   B. 治疗药物监测

    C. 用药咨询   D. 药学信息服务

    E. 中毒解救咨询

3. 临床药学的工作核心是（   ）

    A. 药品不良反应收集、报告   B. 药物咨询

    C. 血药浓度监测   D. 合理用药

    E. 临床用药配伍和相互作用的研究

4. 传统医院药学的工作重点是（   ）

    A. 医院药事管理   B. 医院药品供应保障

C. 药师参与临床治疗 　　　　　　D. 静脉用药集中调配

E. 药学监护

5. 现代医院药学工作的根本和核心是（　　　）

　　A. 保证安全有效的药品供应

　　B. 药物利用评价

　　C. 以患者为中心开展药学服务

　　D. 自配自用、市场没有供应而本院特有的创新制剂

　　E. 加强治疗药物监测

（二）多项选择题

1. 医院药学的工作内容是（　　　）

　　A. 医院药品调剂　　　　　B. 治疗药物监测　　　　　C. 人体标本的检测工作

　　D. 医院制剂及药品的检验　　E. 遵医嘱发药并处置

2. 药品调剂业务主要包括（　　　）

　　A. 处方审核　　　　　　　B. 处方调配　　　　　　　C. 静脉药物集中调配

　　D. 医院制剂的配制　　　　E. 药学咨询服务

3. 药学服务的目的是（　　　）

　　A. 医院药品的供应保障　　　　　　B. 保障社会公众用药安全

　　C. 保证药品的有效性和经济用药　　D. 保证医院制剂的配制质量

　　E. 促进合理用药

4. 医院药学的发展趋势是（　　　）

　　A. 药房调剂自动化　　　　　　　B. 药师参与临床药物治疗

　　C. 发展静脉用药调配中心　　　　D. 实施"以患者为中心"的药学工作模式

　　E. 个体化精准医疗

5. 医院药学所包含的知识内容有（　　　）

　　A. 临床药学　　　　　B. 药动学　　　　　C. 药物经济学

　　D. 药事管理学　　　　E. 药理学

6. 药学服务的对象包括（　　　）

　　A. 患者及患者家属　　　B. 医生　　　　　C. 护士

　　D. 药品消费者　　　　　E. 其他关心用药的群体

7. "全程化药学服务"的内容是（　　　）

　　A. 药物治疗前的服务　　　　　　B. 预防保健服务

　　C. 药物治疗过程中的服务　　　　D. 为公众提供有责任的、与药物相关的服务

　　E. 治愈后恢复期的服务

二、简答题

1. 医院药学的主要内容是什么？

2. 现代医院药学的工作中心是什么？与传统医院药学有何区别？

3. 简述药学服务的主要内涵。

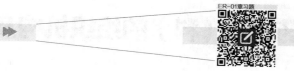

（张明淑,吴东媛）

第二章

医院药学部（科）的组织机构及管理

导学情景 ∨

情景描述：

小李，一名药学专业的准毕业生，来到某市医院实习半年，在中药房、西药房、住院药房、药库、制剂室等工作岗位轮转，收获很多，学到了工作岗位需要的专业素质、规范的操作流程和优质的服务礼仪。

学前导语：

你接触过医院药师工作吗？ 如果没有，去一家医院，观察中西药房、药库等岗位药师们都在做些什么？ 本章主要以医院药学部（科）为核心，介绍药学部（科）管理组织机构和职责，医院药剂科的任务和特点，医院药学人员的技术职称和主要职责、职业素质和能力，医院药事管理与法规，继续教育方式和医院药事管理相关内容。

第一节　医院药学部（科）的管理组织机构和职责

医疗机构药事管理和药学工作是医疗工作的重要组成部分。医疗机构应当根据规定设置药事管理组织和药学部门。医院药事管理的组织机构主要由药事管理与药物治疗学委员会、医院药学部（科）及有关药品监督管理部门组成。

医疗机构应当根据本机构功能、任务、规模设置相应的药学部门，配备和提供与药学部门工作任务相适应的专业技术人员、设备和设施。三级医院设置药学部，并可根据实际情况设置二级科室；二级医院设置药剂科；其他医疗机构设置药房。药学部（科）管理组织机构的设置，应考虑到医院实施以患者为中心的服务模式的需要。

一、医院药学部（科）的管理组织机构

医院药学部（科）根据医院规模的大小一般设置有：中（西）药调剂、制剂（普通制剂、灭菌制剂和中药制剂等）、静脉用药调配中心（室）、中（西）药库、药品检验室、药学研究室、临床药学室、信息室等，并设科（室）主任。

我国一、二、三级医院的药学机构设置见图 2-1、图 2-2、图 2-3。（图示的医院药事管理的组织机构设置模式仅供参考）

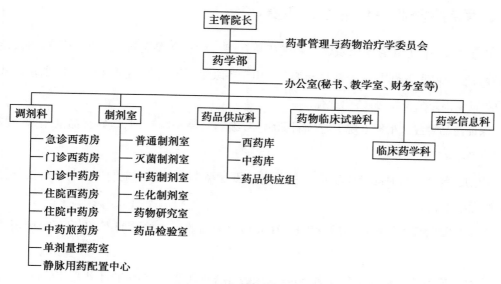

图2-1 三级医院药事管理组织

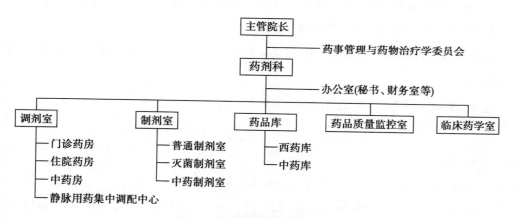

图2-2 二级医院药事管理组织

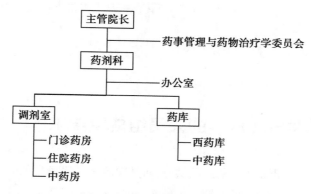

图2-3 一级医院药事管理组织

二、医院药学部（科）的部门职责

医院药学部（科）在主管院长领导下，按《药品管理法》及《药品管理法实施条例》监督、检查本院各医疗科室合理使用药品，防止滥用和浪费。由于各级医院的规模、性质和任务不同，医院药学部（科）的职责也不完全一致，具体职责有：

1. 保证药品供应　根据本院医疗和科研需要，编制药品采购计划，做好药品的采购、贮存、保管、发放工作，保证药品供应。

2. 调剂及制剂　及时准确调配处方，按临床需要制备制剂及加工炮制中药材及开展静脉用药的集中调配服务。

3. 药品质量管理　加强药品质量管理，建立健全药品监督和检验制度，以保证临床用药安全有效。

4. 指导合理用药　提供用药咨询、结合临床做好合理用药、新药试验和药品疗效评价工作，收集药品不良反应，及时向卫生行政部门汇报并提出需要改进和淘汰品种意见。

5. 进行药学临床应用研究　参加查房、会诊、病例讨论和疑难、危重患者的医疗救治，协同医师做好药物使用遴选，与医师共同对药物治疗负责。

6. 科研　根据临床需要，积极研究中、西药品的新剂型、新制剂。开展药物利用评价和药物临床应用研究。

7. 教学　承担医药院校学生的实习以及药学人员的进修。

知识链接

临床药师与执业药师

1. 临床药师　是指以系统药学专业知识为基础，并具有一定医学和相关专业基础知识与技能，直接参与临床用药，促进药物合理应用和保护患者用药安全的药学专业技术人员。

2. 执业药师　是指经全国统一考试合格，取得《执业药师资格证书》并经注册登记，在药品生产、经营、使用等单位中执业的药学技术人员。目前，我国在药品生产和药品流通领域实施执业药师资格制度。

第二节　医院药学部（科）的人员组成及要求

现代医院药学工作已不再是单纯的药品供应，而是向着技术服务型的方向发展，体现了高度的科学性、严密性和复杂性。因此，合理地编配药学人员，是有效地完成药学部（科）担负的各项职责的根本保证。

医疗机构药学专业技术人员按照有关规定取得相应的药学专业技术职务任职资格。医疗机构直接接触药品的药学人员,应当每年进行健康检查。患有传染病或者其他可能污染药品的疾病的,不得从事直接接触药品的工作。

一、医院药学部（科）主任的任职条件及能力要求

（一）药学部(科)主任的任职条件

1. 三级医院设置药学部,主任或负责人应由具有高等学校药学专业或临床药学专业本科以上学历及本专业高级技术职务任职资格的药师担任。

2. 二级医院的负责人应由具有本科以上学历的具有高级技术职务任职资格的人员担任。

3. 除诊所、卫生所、医务室、卫生保健所、卫生站以外的其他医疗机构药学部门负责人应当具有高等学校药学专业专科以上或中等学校药学专业毕业学历,及药师以上专业技术职务任职资格。

非药学专业技术人员均不得担任药学部(科)主任、副主任,依法取得相应资格的药学专业技术人员方可从事药学专业技术工作。

（二）药学部(科)主任的能力要求

1. **专业技术能力**　具备一定的专业技术能力,要掌握药学专业知识、医学科学知识及卫生经济学、药事管理学等基础知识。

2. **组织协调能力**　药学部(科)的管理者要具有协调各部门的工作、任务和效率的能力。能够调动各类人员的积极性、主动性、创造性,既做好院内的横向联系,又兼顾本部门内部之间的纵向管理及外部门跨专业之间的社会交往。

3. **开拓创新能力**　药学部(科)主任作为管理者、领导者,既要管理事与物,又要带领人员,最重要的就是要观念领先、思维敏捷、方向明确,要能开拓创新。

此外,药学部(科)主任作为学科带头人,在日常工作中还应具有规划(计划)工作的能力,能指导下级解决疑难问题,不断吸取经验教训,提高工作效率。

二、医院药学部（科）专业技术人员的技术职称和能力要求

（一）医院药学部(科)专业技术人员的技术职称

医院药学部(科)药学专业技术人员中,医院药师分为中药师、西药师两类,各类中又分为主任药师、副主任药师、主管药师、药师和药士五级职称。各级医院药学部(科)的技术人员在学历、职称上有相应的要求。

1. 医院药学部(科)专业人员必须是所设专业相应学科的毕业生。药学人员岗位设置和药学人员配备,应当能够保障药学专业技术人员发挥职能,确保药师完成工作职责和任务。

2. 药学专业技术人员数量不得少于医院卫生专业技术人员总数的8%,静脉用药调配中心所需的人员以及药学部的药品会计、运送药品的工人,应当按照实际需要另行配备。

3. 三级综合医院药学人员中具有高等医药院校临床药学专业或者药学专业全日制本科毕业以上学历的,应当不低于药学专业技术人员的30%;药学专业技术人员中具有副高级以上药学专业技

术职务任职资格的，应当不低于13%，教学医院中应当不低于15%，并培养、配备专科临床药师。

4. 二级综合医院药学人员中具有高等医药院校临床药学专业或者药学专业全日制本科毕业以上学历的，应当不低于药学专业技术人员的20%；药学专业技术人员中具有副高级以上药学专业技术职务任职资格的，应不低于6%，并培养、配备临床药师。

5. 依据《医疗机构药事管理规定》，三级医院临床药师应不少于5人；二级医院临床药师应不少于3人。

（二）药学专业技术人员的能力要求

工作人员要具备良好的工作能力，要有一定的药学专业知识为患者提供服务；要有法规知识，对国家有关法规充分的了解并严格执行；还应具备一定的医学及营养保健等方面的相关知识，以提供更好的药学服务。要认真履行下面的工作职责：

1. 具有药事管理和药品管理的技能，对其职责范围内的药品质量负责。

2. 审核处方中的药品，判断处方是否合理，拒绝调配不合理的处方；能够快速准确地调配处方，并指导患者合理用药。

3. 具有医院自制制剂的配制、质量检验技能，负责全院药品的抽检、检定工作。

4. 开展用药咨询，向医师、护士、患者等提供用药信息，指导合理用药；结合临床开展治疗药物监测、新药试验和药品临床疗效评价工作，开展药品不良反应监测。

5. 具有医院药品采购计划的制订、采购及验收，药品储存养护的基本技能。

6. 指导培养药学人员，如对科室中低年资药师和下级药师工作进行指导、解答疑问；指导进修生、实习生的教学业务；符合条件高级职称人员可带研究生等。

三、医院药学人员的基本素质要求

医院药学人员在工作中要坚持药品质量第一，保证药品安全有效，满足人民防病治病要求，全心全意为人民健康服务的基本原则。医院药学人员职业素质对医院的发展有着举足轻重的作用。药师的职业素质基本要求如下：

1. 药师是广泛掌握药品知识的专业人员，应充分发挥其职能作用，担负起有利于增进人民健康的社会责任和义务。

2. 药师应以患者为先，要时刻想到其业务直接关系着人的生命与健康，要不断吸取新知识、新技术、新信息，具有终生学习的能力。

3. 药师应在药品制剂、调剂、检验、供应、管理等各个环节上做到责任制和问责制，竭力保证药品质量和用药安全，保证把符合药典和有关药品质量标准的药品制剂提供给患者，严禁假劣药品进入药学部（科）并将其发给患者。

4. 严格遵守工作制度，严守操作规程，科学调配处方和制备制剂，保证患者的用药安全。

5. 对存在问题的处方，应及时与医师联系。

6. 药师要文明礼貌，热心为患者服务，耐心解答患者的问题；要廉洁奉公，不徇私情，决不借职务之便谋取私利。

四、医院药学技术人员的培训和继续教育

医疗机构应当加强对药学专业技术人员的培养、考核和管理，制订培训计划，组织药学专业技术人员参加毕业后规范化培训和继续医学教育，目的是使药学技术人员在整个专业生涯中，保持高尚的医德医风，不断提高专业工作能力和业务水平，紧跟药学学科的发展。

（一）继续药学教育项目的类型

目前，我国的继续医学教育（包括继续药学教育）实行分级管理和学分制。按活动性质，继续药学教育的学分已作为药学技术干部业务能力和工作业绩的考核内容，并和职称的晋升和聘任联系起来。继续教育学分每年统计一次，记入本人技术档案。

继续药学教育活动实行学分制，按照活动性质分为Ⅰ类学分和Ⅱ类学分。Ⅰ类学分是国家继续医学教育委员会和省、自治区、直辖市继续医（药）学教育委员会审批认可的或授权单位组织的项目；Ⅱ类学分是自学和参加其他形式的继续药学教育活动所授予的学分，如学术报告、专题讲座、技术操作示范、新技术推广、发表的论文、出版的专著、获得的科技成果等。Ⅰ类和Ⅱ类学分不能互相替代，初级卫生技术人员教育学分不分Ⅰ类、Ⅱ类。

（二）岗位培训

对刚刚从院校毕业的药学工作者，应以能够全面胜任医院药学工作为目标，采用轮转培训的方式进行岗位培训。培训分调剂、制剂、临床药理、临床药学和药检等几个阶段，由具有经验的高年资药师带教。

知识链接

医院药师规范化培训

《医院药师规范化培训细则》要求所属各医院按照该细则实行。

1. 规范化培训时间为 3 年，采用学分制。

2. 培训对象明确规定为高等医药院校本科毕业生分配在药学部（科）的药师和药学研究生毕业后从事医院药学工作的人员。

3. 培训目标包括政治思想、职业道德、业务水平、工作能力等方面。

4. 培训方法规定为轮转药学部（科）下属专业科（室）的药学实践工作，进行专业技能训练以及学习有关专业的理论知识。

（三）在职业务教育

在职业务教育是指医院药学技术人员在岗工作期间所进行的短期脱产培训，包括进修、参加卫生行政部门和学术团体举办的学习班或培训班、出国研修等。

在职业务教育是在中国医院药学中开展的一项经常性工作，通过在职业务教育，能够提高医院药学人员的学术水平和整体素质，使其开阔视野，扩大知识面，增强才干，也有利于开展学术交流。

点滴积累 V

1. 医院药学人员的技术职称分为高、中、初三级，分为主任药师、副主任药师、主管药师、药师和药士五级职称。每级职称都有具体的名称和职责。
2. 医院药学人员要不断提升职业素质和工作能力。
3. 药学部（科）主任应由具有专业技术、组织协调和开拓创新能力的学科带头人担任。

第三节 医院药事管理

我国对医院药事管理工作非常重视，《关于加强药事管理转变药学服务模式的通知》[国卫办医发〔2017〕26号]指出："药学部门是医疗机构提供药学专业技术服务的重要部门，药师是提供药学专业技术服务的重要医务人员，以合理用药为核心的药事服务是诊疗活动的重要内容。各级卫生计生行政部门和医疗机构要高度重视药事管理工作，不断提高药学服务能力。要适应新形势、新变化，采取有力措施，促进药事管理工作健康发展。"

一、医院药事管理的内容和特点

（一）医院药事管理的内容

医院药事管理是指医院以服务患者为中心，以临床药学为基础，促进临床科学、合理用药的药学技术服务和相关的药品管理工作。具有广义和狭义之分，广义是指对医院药学实践进行的计划、组织、人员配备、领导和控制；狭义是指对医院药学部（科）及其业务进行的管理活动。其内容大致包括药品采购供应、本院制剂生产管理、药品质量管理、临床用药管理（包括计划、组织、监督及评价）、药品信息管理、科研管理及药学人员的学习与实践管理等。

医院药事管理的重点是要转变药学服务模式，推进药学服务从"以药品为中心"转变为"以病人为中心"，从"以保障药品供应为中心"转变为"在保障药品供应的基础上，以重点加强药学专业技术服务、参与临床用药为中心"。而加强服务能力，加强药事管理需从多方面来实现。

1. **加强药学部门建设** 加强药学专业技术人员和设备设施配备。药学部门要发挥管理职能，同其他职能部门和临床科室切实加强药品遴选、采购、处方审核、处方调剂、临床应用和评价等各个环节的全过程管理。

2. **加强临床药师队伍建设** 大力培训和合理配备临床药师，发展以病人为中心、以合理用药为核心的临床药师队伍。建立药师激励机制，通过完善培养培训、绩效考核和分配机制，保障并逐步提高药师待遇，吸引优秀药学人才，稳定药师队伍。

3. **规范临床用药行为**

（1）落实相关制度规范：认真落实《药品管理法》《麻醉药品和精神药品管理条例》《医疗机构药事管理规定》《抗菌药物临床应用管理办法》等有关法律法规规定，按照糖皮质激素类药物、抗菌药物等临床应用指导原则，全面加强管理，促进临床合理用药。

（2）加强处方审核调剂：按照《处方管理办法》，加强处方审核调剂工作，减少或杜绝不合理用药及用药错误。

（3）加大处方点评力度：按照《医院处方点评管理规范（试行）》开展处方点评，对点评中发现的问题，重点是超常用药和不合理用药，进行干预和跟踪管理。将处方点评结果作为科室和医务人员处方权授予、绩效考核、职称评定和评价药师审核处方质量的重要依据，纳入当地卫生计生行政部门对医疗机构的绩效考核指标中。

（4）做好用药监测和报告：医疗机构要建立完善临床用药监测、评价和超常预警制度，对药物临床使用安全性、有效性和经济性进行监测、分析、评估。

4. 提升科学管理水平

（1）创新药事管理方式：对临床使用不规范、价格昂贵及用药金额占比较大的药品，通过建立重点药品监管目录、负面清单、公开公示等方式，加大监管力度。

（2）推行信息化管理：医疗机构要大力加强信息化建设，将临床用药管理要求通过信息化手段予以体现，在此基础上建立药事管理绩效考核制度，提高管理效果和效率。

（3）开展静脉用药集中调配：医疗机构根据需要建立静脉用药调配中心，将肠外营养液和危害药品静脉用药进行集中调配与供应。加强规范管理，保证用药安全。

（二）医院药事管理的特点

医院药事管理具有专业性、实践性和服务性很强的特点。

1. 专业性 是指医院药事管理不同于一般行政管理工作，具有明显的药学专业特征。

2. 实践性 是指医院药事管理是各种管理职能和方法在医院药事活动中的实际运用。

3. 服务性 突出了医院药事管理的目的，即保障医院药学服务工作的正常运行和不断发展，围绕医院的总目标，高质高效地向患者和社会提供医疗卫生保健的综合服务。

二、医院药事管理与药物治疗学委员会的组成和任务

《医疗机构药事管理规定》第二章第七条规定：二级以上医院应当设立药事管理与药物治疗学委员会；其他医疗机构应当成立药事管理与药物治疗学组。药事管理与药物治疗学委员会（组）监督、指导本机构科学管理药品和合理用药。

（一）医院药事管理与药物治疗学委员会（组）的组成

医院药事管理与药物治疗学委员会一般由5~7人组成。其中设主任委员1名，副主任委员1名。医院业务主管负责人任主任委员，药学部门负责人任副主任委员。二级以上医院药事管理与药物治疗学委员会委员由具有高级技术职务任职资格的药学、临床医学、护理和医院感染管理、医疗行政管理等人员组成。基层医院的药事管理与药物治疗学组，可以根据情况由具有中级以上技术职务任职资格的上述人员组成。

（二）医院药事管理与药物治疗学委员会（组）的任务

医院药事管理与药物治疗学委员会（组）应建立健全相应的工作制度，其日常工作由药学部门负责。药事管理与药物治疗学委员会（组）的主要任务有：

1. 贯彻执行医疗卫生及药事管理等有关法律、法规、规章。审核制定本机构药事管理和药学工作规章制度，并监督实施。

2. 制定本机构药品处方集和基本用药供应目录。

3. 推动药物治疗相关临床诊疗指南和药物临床应用指导原则的制定与实施，监测、评估本机构药物使用情况，提出干预和改进措施，指导临床合理用药。

4. 分析、评估用药风险和药品不良反应、药品损害事件，并提供咨询与指导。

5. 建立药品遴选制度，审核本机构临床科室申请的新购入药品、调整药品品种或供应企业，以及申报医院制剂等事宜。

6. 监督、指导麻醉药品、精神药品、医疗用毒性药品及放射性药品的临床使用与规范化管理。

7. 对医务人员进行有关药事管理法律法规、规章制度和合理用药知识教育培训，向公众宣传安全用药知识。

从以上的主要任务可以看出，医院药事管理与药物治疗学委员会（组）对加强全院的药品监督管理力度、提高药物治疗学水平、推动合理用药等起关键作用。

点滴积累 ╲┈┈

1. 医院药事管理是指医院以服务患者为中心，以临床药学为基础，促进临床科学、合理用药的药学技术服务和相关的药品管理工作。

2. 医院药事管理的重点是转变药学服务模式，推进药学服务从"以药品为中心"转变为"以病人为中心"，从"以保障药品供应为中心"转变为"在保障药品供应的基础上，以重点加强药学专业技术服务、参与临床用药为中心"。

目标检测

一、选择题

（一）单项选择题

1. 药事管理与药物治疗学委员会任期为（　　　）

    A. 1 年　　　　B. 2 年　　　　C. 3 年　　　　D. 4 年　　　　E. 5 年

2. 决定医院有关药品的重大事宜的是（　　　）

    A. 医院院长　　　　　　　　　　　　B. 药学部（科）主任

    C. 药事管理与药物治疗学委员会　　　D. 职工代表大会

    E. 执业药师

3. 二级医院担任药剂科主任的是（　　　）

    A. 副主任药师以上药学人员　　　　　B. 主任药师

    C. 主管药师　　　　　　　　　　　　D. 执业药师

    E. 药师

4. 下列不属于药学人员的职业素质要求的是（　　　）

A. 文明礼貌,热心为患者服务　　　　　　　B. 严守操作规程

C. 用心调配处方　　　　　　　　　　　　D. 极力推销药品

E. 制备制剂

5. 依据《医疗机构药事管理规定》医院药学专业技术人员数量不得少于医院卫生专业技术人员总数的(　　)

    A. 8%　　　　　　　　B. 10%　　　　　　　　C. 20%

    D. 25%　　　　　　　E. 35%

6. 医院药事管理与药物治疗学委员会一般组成人数为(　　)人

    A. 3 ~ 5　　　　　　　B. 5 ~ 7　　　　　　　C. 4 ~ 6

    D. 9 ~ 10　　　　　　E. 10 ~ 12

7. 依据《医疗机构药事管理规定》,三级医院临床药师应不少于(　　)

    A. 6 人　　　　　　　B. 5 人　　　　　　　C. 4 人

    D. 3 人　　　　　　　E. 8 人

8. 依据《医疗机构药事管理规定》,二级医院临床药师应不少于(　　)

    A. 6 人　　　　　　　B. 5 人　　　　　　　C. 4 人

    D. 3 人　　　　　　　E. 8 人

9. 中药房不包括(　　)

    A. 炮制室　　　　　　B. 调剂室　　　　　　C. 药库

    D. 煎药室　　　　　　E. 手术室

（二）多项选择题

1. 下列属于药学部(科)组成部分的是(　　)

    A. 调剂室　　　　　　B. 制剂室　　　　　　C. 质量检验室

    D. 临床药学室　　　　E. 药物研究室

2. 下列属于药学部(科)管理规章制度的是(　　)

    A.《药品的采购经营管理制度》　　　　　B.《药品调剂岗位管理制度》

    C.《药品检验岗位管理制度》　　　　　　D.《药品制剂岗位管理制度》

    E.《药品保管养护管理制度》

3. 下列说法正确的是(　　)

    A. 短期进修是目前医院药学技术人员提高自身业务素质最常见的形式

    B. 已取得《中华人民共和国执业药师资格证书》的人员不需要接受继续教育

    C. 刚从医药院校毕业的学生不必经过岗位培训就能胜任药学部(科)工作

    D. 药学教育实行学分管理制

    E. 夜大、函大等形式的在职教育属于真实意义上的继续教育

4. 药剂科的基本任务包括(　　)

    A. 保证药品供应　　　B. 调剂制剂　　　　　C. 药品质量管理

D. 指导用药　　　　　　　　　E. 药学研究

5. 药学技术人员调配处方时应做到"四查十对"中的"四查"包括（　　　）

A. 查处方　　　　　　B. 查药品　　　　　　　　C. 查配伍禁忌

D. 查用药合理性　　　E. 查药品价格

6. 医院药学人员的道德准则要求包括（　　　）

A. 尊重人格、保护稳私　　　　　　B. 爱岗敬业、尽职尽责

C. 加强学习、提高体能　　　　　　D. 关心病人、热忱服务

E. 一视同仁、平等相待

二、简答题

1. 简述医院药事管理与药物治疗学委员会的主要任务。

2. 简述医院药学部（科）技术人员的能力要求。

3. 谈一谈医院药学技术人员的基本素质有哪些要求？

4. 说出医院药学部（药剂科）机构设置。

5. 简述医院药剂科的任务。

三、案例分析题

1. 护士在医院住院部中心摆药室摆药或静脉用药调配中心配置药物是否合理？

2. 清风冲剂是江苏省中医院自制制剂。具清热凉血、疏风止痒之功效，用于风疹、皮肤瘙痒、荨麻疹及皮肤过敏等症状。能在其他医院内购买使用吗？

ER-02章习题

（陈　昕）

第三章

医院药品调剂

ER-03章PPT

导学情景 ∨ ······

情景描述：

张同学因胃肠不适到医院就诊，经医师诊断后开具处方，张同学缴费后拿处方到门诊西药房拿药，接收处方的药师没有第一时间给张同学配药，而是先仔细阅读处方，然后将处方传给另外一位药师配药，配药人员将药品配齐后将药品送到发药窗口，由另一位药师详细交代药品如何使用后再将药品交到张同学手上。

学前导语：

根据服务对象的不同，医院药房分为门诊药房和住院药房。根据调配药品的不同，门诊药房可分为西药房和中药房。医院药品调剂需依据医师处方，为防止差错事故发生，药品调剂程序的第一步为审方，只有合格处方才能进行第二步的调配，调配完毕后由发药核对人员核对所调配的药品，正确无误后才能发药给患者，并详细交代药品的用法用量及注意事项。

医院药品调剂是指药师在药房依据医师处方或医嘱，将药品准备好，发给患者并进行用药交代，回答患者咨询的服务过程，是药学部门的主要工作之一。医院药品调剂的最终目的是使患者通过安全、有效的药物治疗恢复健康，获得满意的生活质量。因此，药品调剂工作每个环节的工作质量对患者药物治疗的效果都将产生一定的影响。《处方管理办法》和相应规章制度的出台，使医师和药师的工作更加规范。

第一节　处　方

处方是指由注册的执业医师和执业助理医师（以下简称医师）在诊疗活动中为患者开具的、由取得药学专业技术职务任职资格的药学专业技术人员（以下简称药师）审核、调配、核对，并作为患者用药凭证的医疗文书。处方包括医疗机构病区用药医嘱单。

一、处方概述

（一）处方的意义

1. 法律性　是指在医疗工作中，处方反映了医、药、护各方在药物治疗活动中的法律权利与义务，由于处方书写或调配错误而造成医疗事故时，开具处方的医师或调配处方的药剂人员均应承担相应的法律责任。因此，要求医师和药师在处方上签字，以示负责。

2．技术性　是指开具或调配处方的人员都必须是由经过医药院校系统专业学习，并经资格认定的医药卫生技术人员担任。医师对患者作出明确诊断后，在安全、合理、有效、经济的原则下，开具医师处方。药学技术人员按医师处方上写明的药品名称、剂型、规格、数量、用法及用量进行调配，并将药品发给患者，同时进行用药指导，表现出开具或调配处方的技术性。

3．经济性　是指处方是药品消耗及药品经济收入结账的凭据，是药剂科统计医疗药品消耗、预算采购药品的依据；也是患者在治疗疾病，包括门诊、急诊、住院全过程用药的真实凭证。

（二）处方的结构

处方由前记、正文和后记组成（图3-1）。

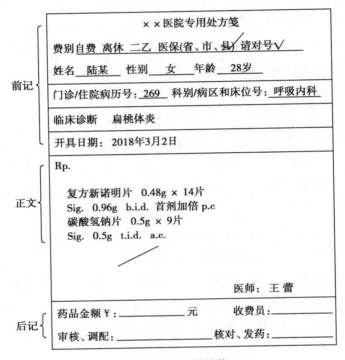

图3-1　处方的结构

1．前记　包括医疗机构名称、费别、患者姓名、性别、年龄、门诊/住院病历号、科别/病区和床位号、临床诊断、开具日期等。可添列特殊要求的项目。

麻醉药品和第一类精神药品处方还应当包括患者身份证号，代办人姓名、身份证号。

2．正文　以 Rp 或 R（拉丁文 recipe"请取"的缩写）标示，分列药品名称、剂型、规格、数量、用法用量。

3．后记　包括医师签名或者加盖专用签章，药品金额，审核、调配、核对及发药药师签名或者加盖专用签章。

（三）处方的种类

1．根据性质和作用分类

（1）法定处方：指《中国药典》、国家药品监督管理局颁布标准收载的处方，它具有法律的约束力。

（2）医师处方：是医师为患者诊断、治疗和预防用药所开具的处方。

（3）协定处方：是医院药学部（科）根据医院日常医疗用药的需要，与临床医师共同协商制订的处方。该类处方适合大量配制和储备，便于控制药品的品种和数量，提高配方速度。

2. 根据《处方管理办法》中对处方的种类和颜色分类

处方的颜色

（1）普通处方：印刷用纸颜色为白色。

（2）急诊处方：印刷用纸颜色为淡黄色，右上角标注"急诊"。

（3）儿科处方：印刷用纸颜色为淡绿色，右上角标注"儿科"。

（4）麻醉药品和第一类精神药品处方：印刷用纸颜色为淡红色，右上角标注"麻、精一"。

（5）第二类精神药品处方：印刷用纸颜色为白色，右上角标注"精二"。

二、处方的管理规定

（一）处方权的规定

1. 经注册的执业医师在执业地点取得相应的处方权。经注册的执业助理医师在医疗机构开具的处方，应当经所在执业地点执业医师签名或加盖专用签章后方有效。

2. 经注册的执业助理医师在乡、民族乡、镇、村的医疗机构独立从事一般的执业活动，可以在注册的执业地点取得相应的处方权。

3. 医师应当在注册的医疗机构签名留样或者专用签章备案后，方可开具处方。

4. 执业医师经麻醉药品和精神药品使用知识和规范化管理的培训，考核合格后取得麻醉药品和第一类精神药品的处方权。药师经考核合格后取得麻醉药品和第一类精神药品的调剂资格。

医师取得麻醉药品和第一类精神药品处方权后，方可在本机构开具麻醉药品和第一类精神药品处方，但不得为自己开具该类药品处方。药师取得麻醉药品和第一类精神药品调剂资格后，方可在本机构调剂麻醉药品和第一类精神药品。

5. 试用期人员开具处方，应当经所在医疗机构有处方权的执业医师审核并签名或加盖专用签章后方有效。进修医师由接收进修的医疗机构对其胜任本专业工作的实际情况进行认定后授予相应的处方权。

（二）处方书写规定

1. 患者一般情况、临床诊断填写清晰、完整，并与病历记载相一致。每张处方限于1名患者的用药。

2. 字迹清楚，不得涂改；如需修改，医师应当在修改处签名并注明修改日期。

3. 患者年龄应当填写实足年龄，新生儿、婴幼儿写日、月龄，必要时要注明体重。

4. 西药和中成药可以分别开具处方，也可以开具一张处方，中药饮片应当单独开具处方。开具西药、中成药处方时，每一种药品应当另起一行，每张处方不得超过5种药品。

5. 中药饮片处方的书写，一般应当按照"君、臣、佐、使"的顺序排列；调剂、煎煮的特殊要求注明在药品右上方,并加括号,如布包、先煎、后下等;对饮片的产地、炮制有特殊要求的,应当在药品名称之前写明。

6. 药品用法用量应当按照药品说明书规定的常规用法用量使用,特殊情况需要超剂量使用时,应当注明原因并再次签名。

7. 除特殊情况外,应当注明临床诊断。开具处方后的空白处划一斜线以示处方完毕。

8. 处方医师的签名式样和专用签章应当与院内药学部门留样备查的式样相一致,不得任意改动,否则应当重新登记留样备案。

知识链接

处方集与处方手册

世界卫生组织(WHO)定义处方集是一本手册,它包含诊疗指南及所选药物的重要临床应用信息,也包含为开处方者和药品调剂人员提供的有关药品管理的信息。处方集可分为国家、社区、医院以及各种医疗保险药品计划处方集。《处方管理办法》第15条规定,医疗机构应当根据本机构性质、功能、任务,制定药品处方集。医院处方集是根据患者治疗需要而制定的基本处方汇编,是医疗机构制定的处方规范和指南。它可以让医务人员迅速了解有关医院的常备用药品、用药规定,有利于患者获得适当的药品,接受安全有效的治疗。

医疗机构的处方手册(药品手册)一般不包括药物的临床应用信息,是一本简化的处方集,供医师和药师在开具处方和调配药品时参考有关药品名称、规格、剂量和其他药品管理信息时使用。

(三)药品名称用法的规定

1. 药品名称的规定 药品名称应当使用规范的中文名称书写,没有中文名称的可以使用规范的英文名称书写。医师开具处方应当使用经药品监督管理部门批准并公布的药品通用名称、新活性化合物的专利药品名称和复方制剂药品名称。医师开具院内制剂处方时应当使用经省级卫生行政部门审核、药品监督管理部门批准的名称。医师可以使用由国家卫生健康委员会公布的药品习惯名称开具处方;医疗机构或者医师、药师不得自行编制药品缩写名称或者使用代号。

2. 药品用法的规定 书写药品名称、剂量、规格、用法、用量要准确规范,药品用法可用规范的中文、英文、拉丁文或者缩写体书写,但不得使用"遵医嘱""自用"等含糊不清的字句。

▶ **课堂活动**

下列药品名称中,哪些是符合《处方管理办法》中关于药品名称的规定、医师可以在处方中开具的?

维生素C 吗丁啉 氯苯那敏 白加黑 NaCl 康泰克 羟氨苄青霉素 舒血宁

知识链接

处方常用缩写词及含义

q. d. 每日 1 次	b. i. d. 每日 2 次	t. i. d. 每日 3 次	q. i. d. 每日 4 次
q. o. d. 隔日 1 次	q. h. 每小时	q. m. 每晨	q. n. 每晚
q. 6h. 每 6 小时 1 次	q. s. 适量	a. c. 饭前	p. c. 饭后
h. s. 睡前	p. r. n. 必要时	s. o. s. 需要时	a. m. 上午
p. m. 下午	stat. ! 立即	cito ! 急速地	Lent ! 慢慢地
Sig. 或 S. 用法	i. d. 皮内注射	i. h. 皮下注射	i. m. 肌内注射
i. v. 静脉注射	i. v. gtt. 静脉滴注	p. o. 口服	Rp. 取
co. 复方的	U 单位	IU 国际单位	Amp. 安瓿剂
Caps. 胶囊剂	Inj. 注射剂	Sol. 溶液剂	Tab. 片剂
Syr. 糖浆剂	o. s. 左眼	o. d. 右眼	o. u. 双眼

（四）药品剂量与数量的规定

用阿拉伯数字书写。剂量应当使用法定剂量单位：重量以克（g）、毫克（mg）、微克（μg）、纳克（ng）为单位；容量以升（L）、毫升（ml）为单位；国际单位（IU）、单位（U）；中药饮片以克（g）为单位。

片剂、丸剂、胶囊剂、颗粒剂分别以片、丸、粒、袋为单位；溶液剂以支、瓶为单位；软膏及乳膏剂以支、盒为单位；注射剂以支、瓶为单位，应当注明含量；中药饮片以剂为单位。

（五）处方限量规定

处方开具当日有效。特殊情况下需延长有效期的，由开具处方的医师注明有效期限，但有效期最长不得超过 3 日。处方一般不得超过 7 日用量；急诊处方一般不得超过 3 日用量；对于某些慢性病、老年病或特殊情况，处方用量可适当延长，但医师应当注明理由。

（六）特殊管理药品用量规定

麻醉药品、精神药品、医疗用毒性药品的处方用量应当严格按照国家有关规定执行。

1. 门（急）诊患者麻醉药品、第一类精神药品注射剂每张处方为一次常用量；控缓释制剂每张处方不得超过 7 日常用量；其他剂型每张处方不得超过 3 日常用量。哌甲酯用于治疗儿童多动症时，每张处方不得超过 15 日常用量。

2. 门（急）诊癌症疼痛患者和中、重度慢性疼痛患者麻醉药品、第一类精神药品注射剂每张处方不得超过 3 日常用量；控缓释制剂每张处方不得超过 15 日常用量；其他剂型每张处方不得超过 7 日常用量。

3. 门（急）诊患者第二类精神药品每张处方一般不得超过 7 日常用量；对于某些特殊情况的患者，处方用量可以适当延长，但医师应当注明理由。

4. 为住院患者开具的麻醉药品和第一类精神药品处方应当逐日开具，每张处方为 1 日常用量。对于需要特别加强管制的麻醉药品，盐酸二氢埃托啡处方为一次常用量，仅限于二级以上医院内使用；盐酸哌替啶处方为一次常用量，仅限于医疗机构内使用。

5. 医疗单位供应和调配毒性药品，凭医师签名的正式处方。每张处方剂量不得超过 2 日极量。

案例分析

案例

某门诊肺炎成年患者,伴有刺激性咳嗽,除抗菌消炎治疗外,还需要镇咳,因使用外周性镇咳药效果不好,现改用中枢性镇咳药可待因,医师开具的处方正文内容如下:

Rp ①羟氨苄青霉素胶囊 0.25g×60 粒

    Sig. 0.5g t. i. d. p. o.

   ②阿司匹林片 0.3g×六片

    Sig. 0.3g p. r. n. p. o.

   ③可待因片 30mg×21 片

    Sig. 30mg t. i. d. p. o.

请分析该处方的正文内容是否符合《处方管理办法》的要求?

分析

羟氨苄青霉素胶囊的药品名称、剂型、规格、用法用量均与药品说明书一致,但每次服 2 粒,每天服 3 次,60 粒药可服用 10 天,超过 7 天的用量;阿司匹林片的药品名称、剂型、规格、用法用量均与药品说明书一致,但开具数量用中文"六",违反了《处方管理办法》关于药品数量用阿拉伯数字书写的规定;可待因的药品名称、用法用量均与药品说明书一致,按该处方用法用量,21 片可待因可服用 7 天,但可待因片是麻醉药品的普通片剂,其处方限量应不得超过 3 日常用量。所以该处方违反了《处方管理办法》的规定,为不合理处方。

(七)电子处方的管理

医师利用计算机开具、传递普通处方时,应当同时打印出纸质处方,其格式与手写处方一致;打印的纸质处方经签名或者加盖签章后有效。药师核发药品时,应当核对打印的纸质处方,无误后发药,并将打印的纸质处方与计算机传递处方同时收存备查。

知识链接

电 子 处 方

患者在挂号时,只需轻轻刷一下手中的电子就诊卡,电脑屏幕马上就显示出患者的姓名、性别、年龄、联系电话以及既往病史等基本资料,然后护士将患者"分诊"到各位医师的电脑终端上,医师可以通过电脑看到患者的信息,根据检查诊断结果,医师轻点鼠标,用电脑为患者开处方。医师将电子处方给患者打印出来的同时,这张处方也传到了药房和收费处。由于每种药的价格电脑里都有,因此不用再人工计价计费,患者可直接交费后取药。

电子处方格式规范、字迹清楚,符合《处方管理办法》中规定的书写规则和使用药品通用名称的规定,可以避免因医师书写潦草而难以辨认的现象,大大降低配方的差错率;如遇到缺药,系统会自动提示,以便医师与药剂科联系,及时补充药品。

（八）处方保存规定

处方由调剂处方药品的医疗机构妥善保存。普通处方、急诊处方、儿科处方保存期限为 1 年,医疗用毒性药品、第二类精神药品处方保存期限为 2 年,麻醉药品和第一类精神药品处方保存期限为 3 年。处方保存期满后,经医疗机构主要负责人批准、登记备案,方可销毁。

（九）处方点评制度

医疗机构应当建立处方点评制度,填写处方评价表(评价指标:药品品种数、是否抗菌药、是否注射剂、基本药物品种数、药品通用名数、处方金额、诊断),对处方实施动态监测及超常预警,登记并通报不合理处方,对不合理用药及时予以干预。

点滴积累 ∨

1. 处方是由前记、正文和后记三部分组成。处方具有法律意义、技术意义和经济意义。

2. 医师具有诊断和开具处方权,药师具有审核调配处方权。医师和药师分别对处方开具和调配差错负有相应的法律责任。

3. 医师、药师在书写和审核处方时应严格遵循《处方管理办法》这一法规性文件执行。

第二节　药品调剂的内容和要求

一、药品调剂的内容

药品调剂是指配方发药,又称调配处方,是药学部门的主要工作之一。药品调剂是集专业性、技术性、管理性、法律性、事务性、经济性于一体的活动过程,需要药师、医师、护士、患者(或其家属)、会计等相互配合、共同完成。

医院药学部(科)的调剂工作大体上可分为门诊调剂(包括急诊调剂)、住院调剂和中药调剂 3 部分。调剂工作的内容主要包括以下几个方面:

1. 根据医师处方为患者提供合格药品,同时按处方要求向患者说明每一种药品的用法用量、用药注意事项、可能出现的不良反应,以及出现不良反应的简单处理方法。

2. 负责临床科室请领单的调配发放工作,监督并协助病区做好药品管理和合理使用工作。

3. 做好药品的请领、保管工作,在保障药品及时供应的同时,防止药品积压和浪费,并做好药品的分装工作,确保药品质量。

4. 加强与临床科室的联系,开展临床药学工作,通过定期提供药品供应信息或新药介绍等资料,为临床合理使用药品提供信息。

5. 做好肠外营养、抗菌及抗肿瘤药物等在内的静脉药物的配置。

二、处方调剂的一般流程和要求

(一) 处方调剂的一般流程

调剂人员应当既准确又快速地配方,确保患者用药有效、安全、合理、经济。针对调剂业务工作量大、品种多、随机性强的特点,调剂人员应熟悉调剂工作流程,以提高工作效率。调剂工作的流程如图3-2所示。

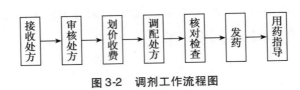

图3-2　调剂工作流程图

处方调剂包括3个程序:处方调配程序、核查程序和发药程序。调配处方完成后要与处方逐一核对,核对无误后签名或盖章;调配完成后由另一名药师核查,逐一检查药品外观、有效期等,确认无误后签字。最后是发药程序,核对药品与处方的相符性,发现调配处方有错误时,将处方和药品退回调配处方者,及时更正。发药时要同时进行用药指导,交代每种药品的用法用量和注意事项。

(二) 处方调剂的要求

药品是用来诊断、治疗和预防疾病的特殊商品,有时小剂量即可引起较大的生理病理反应,所以准确调配处方是实现患者安全、有效使用药品的关键,一旦调配时发生差错事故,轻者延误患者的治疗,重者给患者带来生理和心理的创伤,甚至造成死亡。因此,处方调剂质量管理体现在处方调配应严格执行《处方管理办法》和医疗保险制度中的各项规定,在日常调配中预防差错的发生,提高药品治疗的安全性。处方调剂的要求有:

1. 取得药学专业技术职务任职资格的人员方可从事处方调剂工作。

2. 药师在执业的医疗机构取得处方调剂资格。药师签名或者专用签章式样应当在本机构留样备查。

3. 具有药师以上专业技术职务任职资格的人员负责处方审核、评估、核对、发药以及安全用药指导;药士从事处方调配工作。

4. 药师应当凭医师处方调剂处方药品,非经医师处方不得调剂。对于不规范处方或者不能判定其合法性的处方,不得调剂。

5. 药师应当按照操作规程调剂处方药品,认真审核处方,准确调配药品,正确书写药袋或粘贴标签,注明患者姓名和药品名称、用法用量;向患者交付药品时,按照药品说明书或者处方用法进行用药交代与指导,包括每种药品的用法用量、注意事项等。

6. 药师应当认真逐项检查处方前记、正文和后记的书写是否清晰、完整,确认处方的合法性,并应对处方用药适宜性进行审核。审核内容包括:①规定必须做皮试的药品,处方医师是否注明过敏试验及结果的判定;②处方用药与临床诊断的相符性;③剂量、用法的正确性;④选用剂型与给药途径的合理性;⑤是否有重复给药现象;⑥是否有潜在临床意义的药物相互作用和配伍禁忌;⑦其他用药不适宜情况。

不合理处方包括不规范处方、用药不适宜处方及超常处方 3 个方面。

（1）不规范处方：不规范处方的表现形式见表 3-1。

表 3-1 不规范处方的表现形式

项目	表现形式
书写	①前记、正文、后记缺项，书写不规范或字迹难以辨认；②早产儿、新生儿、婴幼儿处方未写明体重或日、月龄；③未写明临床诊断或临床诊断书写不全；④处方修改未签名确认和注明修改日期，或药品超剂量使用未注明原因和再次确认签名；⑤开方医师未签名
药品	①规格、数量、单位、剂量等书写不规范或不清楚；②未使用药品规范名称；③单张门、急诊处方超过 5 种药品；④开具抗菌药物未按照抗菌药物临床应用管理规定；⑤开具特殊管理药品未执行国家有关规定（如处方颜色、用量、相应证明文件）
用法用量	①使用"遵医嘱""自用"等含糊不清的字句。②无特殊情况下，门诊处方超过 7 日用量，急诊处方超过 3 日用量；慢性病、老年病或特殊情况下需要适当延长处方用量未注明理由
中药饮片	①未单独开具处方；②处方药物未按照"君、臣、佐、使"的顺序排列，或未按要求标注药物调剂、煎煮等特殊要求
药师职责	①未对处方进行用药适宜性审核；②处方后记无审核、调配、核对及发药药师签名，或者单人值班调剂未执行双签名规定

（2）用药不适宜处方：有下列情况之一的，应当判定为用药不适宜处方：①适应证不适宜的；②遴选的药品不适宜的；③药品的剂型或给药途径不适宜的；④无正当理由不首选国家基本药物的；⑤用法、用量不适宜的；⑥联合用药等均不适宜的；⑦重复给药的；⑧有配伍禁忌或者不良相互作用的；⑨其他用药不适宜情况的。

（3）超常处方：包括①无适应证用药；②无正当理由开具高价药、超说明书用药或无正当理由为同一患者同时开具 2 种以上药理作用机制相同的药物。

7. 药师经处方审核，判定处方不合理时，应当告知处方医师，请其确认或者重新开具处方，方可调配。发现严重不合理用药或者用药错误，应当拒绝调剂，及时告知处方医师并记录，按照有关规定报告。

8. 处方调配"四查十对"规定：查处方，对科别、姓名、年龄；查药品，对药名、剂型、规格、数量；查配伍禁忌，对药品性状、用法用量；查用药合理性，对临床诊断。

9. 药师应当对麻醉药品和第一类精神药品处方，按年月日逐日编制顺序号。在完成处方调剂后，应当在处方上签名或者加盖专用签章。

（三）处方调剂的环境要求

调剂室的环境包括温度、湿度、粉尘、照明、室内颜色等方面，要符合卫生管理部门的相关要求。

1. 温度、湿度要求 调剂室的温度和湿度是影响药品和药材稳定性和质量的重要因素，同时调剂室的温度也是影响药师工作状态的重要因素之一。一般室温应保持在 18～26℃，相对湿度在 35%～75%。

2. 粉尘控制 中药饮片调剂室容易产生粉尘，造成对其他药物的污染，同时也影响调剂人员的健康,因此要设除尘装置,将粉尘控制在 $5 \sim 15mg/m^3$ 范围内。普通调剂室应保持整洁和通风良好。

3. 照明要求　应保证药房室内光线充足,调剂室内的照明度不低于2000lx。

4. 卫生要求　应设专人对调剂环境进行擦拭、清扫,确保药架、地面、桌面以及整体环境的整洁;有防虫、灭鼠设施;有单独的员工休息、更衣区域;食物等个人物品与药品分离,并设洗手池;拆封外包装要在室外或走廊内进行,包材要及时清理,确保调剂室环境整洁、无浮尘。

三、用药咨询

用药咨询是指由药师对患者进行合理用药指导和宣传,针对患者的具体用药进行个体化的用药指导。咨询的主要内容有药品的适应证、用法用量、不良反应、配伍禁忌、贮存方法、药价及是否录入社会医疗保险报销目录等信息。药师利用自己掌握的专业知识直接为患者指导用药,可以最大限度地提高患者的药物治疗效果,提高用药的依从性、有效性和安全性(关于用药咨询的详细内容请查阅本书第八章第四节用药教育和用药指导)。用药咨询要做好用药咨询记录。

知识链接

部分剂型的正确使用方法

1. **舌下片**　迅速给药,置舌下含服5分钟;勿咀嚼或吞咽,含后30分钟内不宜饮食。

2. **滴眼剂**　不宜多次打开使用,如药液出现浑浊或变色,切勿使用;使用时将药液从眼角内侧滴入眼袋内,一次滴 $1 \sim 2$ 滴,注意滴眼瓶应距眼睑2cm。滴后闭眼 $1 \sim 2$ 分钟,尽量不要眨眼,并用一个手指轻轻按压鼻侧眼角。若同时使用2种药液,宜间隔10分钟。

3. **直肠栓**　去掉外包装,戴橡胶指套,左侧卧位并弯曲右膝。将栓剂尖端朝前并推入肛门中,并用手指缓缓推进,深度距肛门口幼儿约2cm、成人约3cm。用药前先排便,用药后1小时内不要解大便(刺激性泻药除外)。

4. **阴道用栓剂**　每晚睡前,仰卧,双膝屈起并分开,将栓剂尖端朝前向阴道口塞入,并用手以向下、向前的方向推入阴道深处。塞入栓剂后患者应合拢双脚,保持仰卧姿势约20分钟。给药后1小时内尽量不排尿,月经期停用。

5. **气雾剂**　将气雾剂摇匀,双唇紧贴近喷嘴,头稍微后倾,缓缓呼气尽量让肺部的气体排尽,在深呼吸的同时揿压气雾剂阀门,使舌头向下,准确掌握剂量,明确一次给药揿压几下,屏住呼吸约10秒后用鼻子呼吸。

四、调剂室工作制度

为确保调剂工作的准确、快速、有序进行和调剂室药品的科学管理,调剂室应建立一系列的工作制度,如岗位责任制度、查对制度、领发药制度、特殊药品管理制度、效期药品管理制度、差错登记制度、药品不良反应报告制度、药品报销制度、药品分装管理制度、交接班制度等来创造一个有序的工作环境,提高药品调剂质量,保证患者用药安全有效。

（一）岗位责任制度

从收处方到药品的发放，这一过程在药房内是需要经过多个环节的，每个岗位必须按其操作规程进行有序的工作。药房有审查处方、调配、核对、发药及药品分装、补充药品、处方统计与登记、处方保管等工作岗位，无论哪个岗位都应有明确的职责范围及具体的内容、要求和标准。药房工作人员岗位责任制的内容要求具体化、数据化，这样便于对岗位工作人员的考核审查。

药房工作人员除确保药品质量和发给患者的药品准确无误外，还应明确药房工作环境的卫生责任，并应经常接受对患者热情服务的教育。

（二）特殊药品管理制度

调剂室领用特殊药品（如麻醉药品、精神药品、医疗用毒性药品），应严格按特殊药品管理办法及相关管理法规要求执行。切实规定和落实特殊药品在调剂室的使用、调配、保管，必须严格执行有关管理办法。经考核合格后取得麻醉药品和第一类精神药品处方权的医师必须签名留样。经考核合格的药师取得麻醉药品和第一类精神药品调剂资格。

有麻醉药品处方权的医师应当按照国家卫生健康委员会制定的麻醉药品和精神药品临床应用指导原则，开具麻醉药品、精神药品处方。医疗用毒性药品的处方用量严格按照国家有关规定执行。麻醉药品实行专人保管、专柜加锁、专账登记、专册记录（使用情况）、专用处方等"五专"管理。放置麻醉药品的药房和药柜必须安全牢固。精神药品、麻醉药品、毒性药品等特殊药品必须专账、专册登记，处方用后另行保管。精神药品、麻醉药品、毒性药品等特殊药品报损须向药品监督管理部门申请，获批准后，在该部门人员监督下方可销毁。

（三）效期药品管理制度

调剂室对效期药品的使用应注意按批号摆放，做到先产先用、近期先用。应明确规定实行专人定期检查，并做好近效期药品登记表；发现临近失效期且用量较少的药品，应及时上报，以便各药房之间调配使用。调剂室对距失效期不足3个月的药品不得领用；发给患者的效期药品，必须计算在药品用完前应有1个月的时间。效期药品管理制度的作用主要是保证药品质量，避免管理失误造成医疗纠纷和经济损失。

（四）差错登记制度

差错登记一方面是对医师处方的差错进行登记，另一方面是对药品调剂人员调配和发药的差错进行登记。应对差错出现的原因、性质和后果进行定期分析，以利于提高医师和药师水平。一般与经济利益相结合的差错登记制度有利于提高医药人员的责任心。

（五）药品不良反应报告制度

药品不良反应（adverse drug reaction，ADR）是指药品在正常用法用量下出现的与用药目的无关的或意外的有害反应。按照国家《药品不良反应监督管理办法》（试行）规定，医院设立ADR监测领导小组，各临床科室由指定的医师或护师担任科ADR监察员。报告范围：上市5年以内的药品，报告该药品引起的所有可疑不良反应；上市5年以上的药品，主要报告该药品引起的严重的、罕见的、前所未有的、群体的不良反应。

调剂室处于用药的第一线，门诊、急诊患者的用药效果都会直接或间接地反馈给药品调剂人员，调剂人员应将收集的药品不良反应信息及时上报医院 ADR 监测小组。

药学部(科)具体承担对临床和门诊调剂室上报的 ADR 报告表的收集整理、分析鉴别,向临床医师提供 ADR 的处理建议、负责汇总本院 ADR 资料并上报,以及转发上级 ADR 监测机构下发的 ADR 信息材料等工作。

(六) 药品召回管理办法

药品召回是指药品生产企业按照规定的程序收回已上市销售的存在安全隐患的药品。安全隐患是指由于研发、生产等原因可能使药品具有的危及人体健康和生命安全的不合理危险。已经确认为假药劣药的,不适用召回程序。

我国于 2007 年 12 月 10 日颁布施行《药品召回管理办法》。该管理办法规定,药品召回分两类、三级,有利于风险控制。两类即主动召回和责令召回。其中,责令召回是指药品监管部门经过调查评估,认为存在安全隐患,药品生产企业应当召回药品而未主动召回的,应当责令药品生产企业召回药品。三级是根据药品安全隐患的严重程度来区分的。一级召回是针对使用该药品可能引起严重健康危害的;二级召回是针对使用该药品可能引起暂时的或者可逆的健康危害;三级召回是针对使用该药品一般不会引起健康危害,但由于其他原因需要收回的。药品生产企业在做出药品召回决定后,应当制订召回计划并组织实施,一级召回在 24 小时内、二级召回在 48 小时内、三级召回在 72 小时内通知到有关药品经营企业、使用单位停止销售和使用,同时向所在地省、自治区、直辖市药品监管部门报告。

药品召回制度是国际上盛行的、非常成熟的药品市场管理制度,美国、日本、英国等很多发达国家都制定了完备的召回标准,在药品召回的程序、监督和赔偿等方面的规定都非常明确。

(七) 药品退药制度

原卫生部于 2011 年 3 月 1 日颁布实施《医疗机构药事管理规定》(以下简称《规定》)。《规定》要求,为保障患者用药安全,除药品质量原因外,药品一经发出,不得退换。由于市场因素的影响,在常规医疗工作中,常常遇到患者因为各种原因要求退药的情况。而药品作为特殊商品,其生产、流通、使用管理都具有特殊要求,必须保证每一片、每一支药品的来源都是合法的、有质量保证的。各医疗机构可根据临床医疗工作实际情况,制定退药制度,对退药进行有效管理,确保质量并有记录。医师开具不合理处方发生退药时,医师须承担全部或部分退回药品的经济损失,这有利于规范医师的处方行为,对促进合理用药、杜绝大处方具有一定的意义。

点滴积累 ✓

1. 取得药学专业技术职务任职资格的人员方可从事处方调剂工作。

2. 处方调配的程序为收方→审核处方→调配→核对→发药→用药指导。

3. 药师调剂处方"四查十对"内容:查处方,对科别、姓名、年龄;查药品,对药名、剂型、规格、数量;查配伍禁忌,对药品性状、用法用量;查用药合理性,对临床诊断。

4. 处方调剂的环境要求室温应保持在 18 ~ 26℃,相对湿度在 35% ~ 75%;中药饮片调剂室的粉尘控制在 5 ~ 15mg/m³ 范围内;调剂操作的照明度应不低于 2000lx。

5. 调剂室的主要工作制度有岗位责任制度、特殊药品管理制度、效期药品管理制度、差错登记制度、药品不良反应报告制度、药品召回管理办法和药品退药制度等。

第三节　门诊药品的调剂

一、门诊药房的内部布局及设施

门诊药房担负着门诊患者的药品调剂任务,在布局设计上没有统一的模式,根据各医院的规模、服务模式、管理理念不同,门诊药房所处的位置各异、布局多样。为方便患者取药、流程合理、药品运输方便,门诊药房多位于一楼门诊大厅内,与收费处相邻或面对。

(一) 传统门诊药房的布局和设施

1. 门诊药房的布局　一般设有患者等候区、调剂区、发药区、药品分装区、二级库及更衣室等。

(1) 等候区:患者等候区配备座椅等方便行动不便者等候的设施。

(2) 调剂区:供药剂人员处方审查、调配。调剂区直接面对患者或者与调剂窗口隔离开,要有足够的空间供调剂药品的摆放,相对安静,不受外界干扰。

(3) 发药区:提倡设计开放式柜台,尽量接近患者,便于向患者交代服药方法和注意事项。发药区窗口上面安装电子显示屏,告知患者取药窗口和顺序。发药区一般设有计价窗口、收方窗口、发药窗口和咨询窗口。

(4) 药品分装区:是按照医疗保险要求或特殊药品的处方限量,完成口服药品的二次分装工作的场所。使用单剂量摆药机的大型医院不设药品分装区。

(5) 二级库:规模较大、药品供应不及时的门诊药房一般都设立二级库,用来储备足够量的常用药品,以免由于药品的临时短缺而影响正常的治疗需要。

2. 门诊药房的设施与设备　为确保调剂各项工作的顺利进行,调剂室需要配置与实际工作和环境相适应的设施及设备。门诊药房应配备药柜、药架、调剂台、发药柜台、特殊药品柜(保险柜)、净化工作台、封口机、温湿度计、冰箱、冷藏柜、空调、计算机、打印机、防火防盗等设施与设备。门诊药房进行调剂操作的常用工具有摆药筐、药匙、乳钵、天平、电子秤、量杯、漏斗、玻棒、药袋等。

(二) 现代化门诊药房药品自动调配系统

现代化门诊药房药品自动调配系统主要包括快速发药系统、智能存储系统、单剂量摆药系统等。

1. 快速发药系统　主要用整包装药品发药机实现门诊药房整盒(整瓶)药品的快速调剂发药。门诊医师完成电子处方录入后打印签字交给患者,门诊收费处收费后在处方上盖收费章,发药窗口药师收取患者处方后进行审核,审核无误后通过红外线扫描提取电子处方信息进行确认,传至整包装药品发药机系统进行自动调配。调配好的药品从设备中送出,药师根据处方信息核对药品,准确无误后发给患者。快速发药系统的单张处方调配速度在 10 秒左右,具有提高工作效率、提高调剂质量、减轻劳动强度、提升服务功能等优点。

ER-3-2

快速发药系统

2. 智能存储系统　主要用于放置药品,由多条药品轨道组成,每条轨道被挡板划分成多个储药槽。在储药柜中,药品的位置由轨道所在的层数编号、同层轨道的编号及轨道中储药槽的编号这3个编号决定。不同轨道在药品储药柜中分层平行放置,轨道的一端为上药口、另一端为出药口,出药口的位置稍低于上药口。随着药品不断发出,当某个储药槽内的药品少于设定数量时,控制系统发出缺药警告,同时上药口的 LED 也发出信号提示上药位置。将加药信息通过扫描条形码输入系统后,设备后方的上药口可以一次性加入十几盒甚至几十盒药品,设备将药品逐盒送入并通过机械手加入储药槽。补充药品后,系统会根据上药数量自动修改药槽内的剩余药品数。

智能存储系统

3. **单剂量摆药系统**　该系统由储药、分拣、包装、打印和控制五部分组成。储药部分由不同规格的储药盒组成,每个储药盒储存一种脱去外包装的药品。分拣部分包括传动装置、计数器,以及药品下落通道。药盒底部的传动装置控制药品以单片或单粒的形式通过,同时计数器会记录通过的药品数,离开药盒的药品在重力作用下落到储药部分的收集器。当每个单包装药品全部滑落到收集器后,包装部分对药品进行分包、密封,然后由打印系统在包装袋上打印相关的信息。整个系统由一台计算机控制,能从医嘱中提取药品分包信息并控制摆药机完成相应的分包动作。

单剂量摆药系统

二、调剂药品的领取与摆放

(一) 调剂药品的领取

调剂药品的领取是调剂室的一个定期、计划性的工作,调剂所用的一切药品均应定时从药库领取。使用医院信息管理系统的大型医院,调剂室的计算机可根据在库药品的数量自动生成药品请领单;未使用医院信息管理系统的医院,调剂室应设专人定时(每周1~2次)对药品柜、药架内现存的药品进行检查,并根据药品的消耗情况、季节变化、库存量、货位空间,登记所需补充或增领药品的品种和数量,填写药品请领单(表3-2),并将该单在领取药品的前一天递交药库有关人员备药。对缺项的药品,应根据药库通知及时更改品种或做其他处理。药库将可发药品备好核对后,按规定时间送至请领单位。

表3-2　药品请领单

编号:　　　发货单位:　　　收货单位:　　　时间:　　年　　月　　日

品名	规格	单位	数量		单价	金额	备注
			请领数	实发数			
发药人 签字			领药人 签字			复核人 签字	

注:第一联由领用科室存查;第二联由发药部门存查;第三联由会计金额核算

调剂室领取药品的注意事项有：

1. 领药人员对领取的药品,应按请领单所列的品种、数量逐一进行核对,经核对、清点无误后再分类上架陈列或存放备用。数量不符或药品质量不合格者,应及时退回药库处理。

2. 特殊药品(毒、麻、精神药品)应单独编号列单领取,各个环节均应符合特殊管理药品有关法规要求。

3. 严格执行领药复核制度。药品领取复核完毕,药库发药人员、药房领药人员及复核人员均应在药品请领单所规定的位置签名,以示负责。

（二）调剂药品的摆放

药品在调剂区的摆放又称为药品的陈列。在门诊药房及药品二级库科学合理地摆放药品,对提高调剂工作效率、降低差错事故发生有直接影响。摆放药品的方法有多种,可根据调剂区的类型、规模、面积大小等实际情况,选择一种或采用综合分类方法摆放。

1. 药品的摆放方式

（1）按药品剂型分类摆放:药品剂型可分为口服固体制剂、小针剂、大输液、口服液体制剂、酊粉膏剂、其他外用药剂等。在综合医院中,注射剂、片剂、胶囊剂是品种及数量最多的剂型,应留有足够的空间摆放,并且要设在容易拿取的位置。其他剂型的药品可根据使用情况进行排列。

（2）按药理作用分类摆放:先根据大类(剂型)摆放,然后各类再按药理作用分类摆放。如按心血管用药、呼吸系统用药、消化系统用药、抗感染用药、神经系统用药等进行排列。

（3）按使用频率摆放:在按剂型分类和按药理作用分类的基础上,将使用频率高的药品摆放在最容易拿取的位置,可减轻调剂人员的劳动强度,提高工作效率,缩短患者等候时间。这是目前被广泛应用的方法。

（4）按内服药和外用药分开摆放:摆放外用药品处要用醒目的标识(红字白底),以提示调配时须注意,严防出错。

（5）特殊药品摆放:按照药品的储藏条件存放药品,生物制剂等需要冷藏的药品应冰箱保存;需阴凉处保存的药品在20℃以下的阴凉区保存;易变质、易潮解、易挥发等药品按照特殊条件摆放。一类精神药品要严格管理,专人专柜,以按处方进行统计、登记的办法管理;二类精神药品使用广泛,且用量大,其摆放要有固定位置,并在使用标签颜色上应与普通药品有所区别,以便于管理。麻醉药品必须按专人管理、专柜存放、专用账册、专用处方及专册登记的"五专"原则管理。

2. 药品的摆放定位　定位是指将每一种药品应放置的位置固定下来。定位要注意以下几点:

（1）药品所定的位置要符合药品的分类要求。

（2）常用药品的位置要尽量定在顺手方便的地方。体积、重量较大的药品应定在较低的位置上,较轻或不常用的药品应定位于较高不方便的地方。

（3）药品一旦定位后,应贴上醒目的标签,不要随意更改或移位。

3. 药品的摆放定量　摆放药品定量是指调剂区和二级库内,定位摆放的药品都应规定相对固定的数量。定量的数据应根据以往药品消耗的经验和货位空间而确定。

4. 药品的定时充添　定时充添是指陈列于调剂区(包括二级库)各定位上的药品,由于调配用药,使品种、数量减少时,由药品管理人员在某一规定的时间给予补充,加至原规定的数量。充添药品除必须定时外,还要注意以下问题:

(1) 药品规格的一致性:许多药品的同一品种、剂型有几种规格,这些药品虽规格不同,但在外观颜色、形状上却非常相似,很容易混淆而导致调配发药差错事故的发生,因此这类药品在补充时,应格外注意将其分开。

(2) 药品外观的一致性:有些药品虽然品种、剂型相同,但由于生产厂家或生产批号的不同而出现外观、性状的差异。这类药品在补充时,应将其分开,以便于发药时分别发放,免除患者的疑问和误解。

(3) 药品充添的有序性:近期的药品摆放在前面(或上面)、远期的摆放在后面(或下面),同种不同效期的药品不得混放。

(4) 药品基本包装的完整性:药品上架入位时,往往要拆去外包装或大包装,拆除外包装或大包装时,应注意保护药品的基本包装(如容器、标签、瓶盖等),使药品的最小包装单位保持完好地摆放在规定的位置上。

三、门诊药品处方调剂

门诊药品处方调剂的工作内容包括接收和审核处方、调配处方药品、核对和发放药品、发药交代和用药指导等。

边学边练

处方调剂操作见教材实训一医院药品调剂实训中的任务 1 处方审查及任务 2 处方调配,学生按处方审查要求对实训用处方进行审查练习,对合理的处方按调剂操作规程完成处方调剂,掌握处方调剂的操作。

(一) 收方

从患者(或其家属)手中接收医师的处方。

(二) 审查处方

审查处方是保证调剂工作质量的第一关,是确保用药安全有效、防止医疗用药差错事故的有效方法。因此,要求处方审查人员要有较高的业务素质和耐心细致的工作态度。处方审查的内容包括:

1. 处方各项的填写是否完整　调剂人员收方后首先审核处方前记的书写是否清楚、正确、完整,有无涂改或其他不符合处方管理规定的情况。处方正文内容(主要是药品名称、剂型、规格、数量、用法和用量)是否完整、规范、正确。

2. 药品名称、剂型、规格、数量的审查　审查内容及方法如下:

（1）药品名称:处方中的药品名称应当使用经药品监督管理部门批准并公布的药品通用名称,不能使用商品名(因一药多名易造成重复用药)。同时还要审查处方用药与临床诊断是否相符,特别要注意老年人、儿童、妊娠期、哺乳期、肝肾功能不全者的用药是否有禁忌。

（2）药品剂型:在上市的药品中,大多数药品有多种剂型,如硝苯地平有普通片剂 10mg/片、控释片 20mg/片、胶囊剂 5mg/粒、喷雾剂 100mg/瓶。同一药物的不同剂型,可能药物含量不同,用法也不同,对药物的吸收和疗效会产生很大的影响。因此,《处方管理办法》规定,医疗机构购进同一通用名称药品的品种,注射剂型和口服剂型各不得超过 2 种。

（3）药品规格:同一药品可能会有几种规格,如阿司匹林有 25mg、40mg、100mg 和 300mg 这 4 种规格的肠溶衣片,前 3 种用于防治血栓形成,后者用于解热镇痛抗炎。因此,要注意审查医师处方书写的药品规格和药房现有的药品规格是否一致。如出现不一致的情况,须及时纠正,以免造成剂量的计算和使用差错。

（4）药品数量:主要是审查药品数量是否超过处方限量要求。普通处方一般不得超过 7 日用量,急诊处方不得超过 3 日用量,特殊管理药品按国家有关规定执行。

案例分析

案例

某 38 岁女性患者到口腔科就诊,医师诊断其患口唇疱疹,开具治疗用药如下:

①利巴韦林片　　100mg×30 片

　　Sig. 300mg　t. i. d.　p. o.

②克林霉素磷酸酯氯化钠注射液　　250ml×6 瓶

　　Sig. 250ml　i. v. gtt.　b. i. d.

请分析该患者用药是否合理? 为什么?

分析

经查阅药品说明书或《中华人民共和国药典临床用药须知》得知,利巴韦林用药与临床诊断相符,且药名、剂型、用法用量、处方限量均符合规定。克林霉素磷酸酯氯化钠注射液说明书中明确指出,适用于革兰阳性菌和厌氧菌引起的感染性疾病,本案例因病毒感染使用抗菌药物为超适应证用药,用药不合理,应联系医师修改处方。

3. 药品剂量的审查　剂量审查是将药品使用剂量控制在安全范围内,防止剂量过小不能达到治疗目的,或剂量过大造成毒性反应。老年人和儿童的组织器官及其功能与成人不同,使用药品的剂量要进行适当调整。小儿的剂量要计算(按体重、体表面积、年龄、老幼剂量折算表),而老年人的剂量为 3/4 的成人量。剂量审查方法是应依据病情,成人按药品说明书或《中华人民共和国药典临床用药须知》等规定的常用量进行治疗,不得超剂量。特殊情况下,因治疗需要,必须超过剂量时,经处方医师重新签名并注明修改日期后方可调配。

同时,对肝、肾功能不全的患者,也应根据其损害的程度酌情减少剂量。

知识链接

儿童用药剂量的计算

1. 根据儿童年龄计算　小儿药物剂量=（年龄×成人剂量）/（年龄+12）（备注：年龄＞1岁）。

根据年龄计算用药剂量的方法很少被儿科医师采用，但对某些剂量不需要十分精确的药物，如镇咳药、助消化药，仍可以按年龄计算。

2. 根据儿童体重计算　①若已知儿童的每千克体重剂量，直接乘以体重即可得1天或1次剂量。如口服氨苄西林颗粒剂，剂量标明为每日每千克体重20~80mg，分4次服用。如儿童体重为10kg，即为（20~80）×10=200~800mg，分成4次，即为每次50~200mg。②如不知道儿童的每千克体重剂量，可按下式计算：小儿剂量=成人剂量×小儿体重（kg）/70kg。

3. 根据儿童体表面积计算　体表面积（m^2）=体重（kg）×0.035+0.1。

上式不适于体重＞30kg的儿童。对10岁以上的儿童，每增加5kg体重，体表面积增加$0.1m^2$，如30kg为$1.15m^2$、35kg为$1.25m^2$、50kg为$1.55m^2$、70kg为$1.73m^2$（体重超过50kg时，则每增加10kg体重，体表面积增加$0.1m^2$）。

若已知每平方米体表面积剂量，直接乘以个人的体表面积即可。

若不知每平方米体表面积剂量，可按下式计算：

$$儿童剂量=成人剂量×儿童体表面积（m^2）/1.73m^2$$

4. 药品用法的审查　药品用法审查包括给药途径、用药次数、给药时间的审查。正确的给药途径是保证药品发挥治疗作用的关键之一，因为有些药品给药途径不同，不仅影响药物作用出现的快慢和强弱，还可以改变药物作用性质。如硫酸镁溶液，口服给药时可产生导泻作用，注射给药时可产生降血压和抗惊厥作用，外用还可以消肿止痛。因此，调剂人员应熟悉各种药品常用的给药途径，以便根据药物作用性质和病情需要正确调剂。同时还要审查剂型与给药途径是否相符。

药物的服用时间（如饭前、饭后等）须根据具体的药物而定。如催眠药应在睡前服用；抗酸药、胃肠解痉药（如溴丙胺太林）多数在饭前服用效果较好；驱虫药宜在空腹时服用，以便于迅速进入肠道，并保持较高的浓度。但对胃肠道刺激性较强的药物（如吲哚美辛、阿司匹林、铁剂）宜饭后服用。饭后服用因食物会影响药物的吸收，一般吸收较慢，出现疗效也会较慢。审查方法是注意对照医师处方书写的药品用法和药品说明书中该药的用法是否一致，同时还要注意审查对规定必须做皮试的药物（如青霉素类、破伤风抗毒素等），医师处方中是否注明需做过敏试验。

5. 药物配伍禁忌的审查　药物配伍变化有体外和体内两种。体外配伍变化是指药物使用前由于调剂混合发生的物理或化学变化，如固体药物产生潮解、液化和结块等现象，液体药物出现变色、浑浊、沉淀、降解失效等变化，乳剂、混悬剂等非均相液体药剂发生分散状态的改变等。体内配伍变化是指药物配伍使用后在体内药理作用的变化，引起药效协同或拮抗、减弱，或者使毒副作用增强。凡是药物配伍后使药效减弱或者使毒副作用增强的配伍称为配伍禁忌，如乳酶生不宜和抗生素合用、氢氧化铝不宜和四环素合用。审查方法是应根据药物的化学结构、性状、作用机制及药物使用的注意事项分析配伍使用的药物之间是否存在配伍禁忌。凡审查出有配伍禁忌的处方,应按有关规定进行处理。

案例分析

案例

某患者,男,38 岁,咽喉疼痛、发热,去看普通门诊,经呼吸内科医师诊断为扁桃体发炎,开具的治疗用药如下:

①羟氨苄青霉素胶囊　0.25g×42 粒

　　Sig. 0.5g　t. i. d.　p. o.

②红霉素片　0.25g×42 片

　　Sig. 0.5g　t. i. d.　p. o.

③阿司匹林片　0.3g×6 片

　　Sig. 0.3g　p. r. n.　p. o.

请分析该患者用药是否合理?　为什么?

分析

以上处方羟氨苄青霉素胶囊、红霉素片和阿司匹林片分别是对因治疗和对症治疗,药名、剂型、用法用量、处方限量也合格,但红霉素片是快速抑菌药、羟氨苄青霉素胶囊是繁殖期杀菌剂,两者配伍使用可产生拮抗作用,使抗菌的药效降低,属于配伍禁忌,所以该处方为不合理处方。

---

6. 医师签字的审查　处方后记中的医师签字项下,必须有开处方医师的亲笔签名或印章,其签字或印章应与药剂科留样签字相一致。医师利用计算机开具、传递普通处方时,应当同时打印出纸质处方,打印的纸质处方经签名或者加盖签章后有效。

如果经处方审查,判定处方不合格时,应拒绝调剂,并填写疑问处方联系单(表3-3),将联系单反馈给处方医师,请其确认或重新开具处方,但不得擅自更改或者配发代用药品。

表 3-3　疑问处方联系单

疑问处方联系单		
尊敬的_____医师:		
您好!药房在审核您开具的处方(号)为_____时,发现如下地方有疑问,请您再次认真核实后给予确认。如果您确认该患者确需按原方调配,请您在处方疑问处双签名,以便药师正确调配。谢谢合作!		
□患者基本资料不完整	□药名或规格不正确	□重复用药
□医师未签名	□用法有疑问	□剂量有疑问
□剂型有疑问	□总量有疑问	□用药与临床诊断不符
□有药物配伍禁忌	□其他	
具体存在疑问如下:_____		
如果您仍有不清楚之处,请拨打药房电话×××进行咨询。谢谢!		
药房:_____		

（三）处方调剂

1. 再次核查处方　再次审核处方的合法性、规范性及处方用药的适宜性,核对处方信息,核对患者信息,核对药品信息。

2. 准确调配药品　经审查合格的处方应及时调配,为确保配方准确无误,应注意做到:

（1）按顺序逐一调配药品,注意每次调配好一种药品后再调配下一种药品,避免混淆。

（2）核对所调配药品包装及标签上注明的药品名称、规格、剂型与处方所开具的药品、规格、剂型的一致性。

（3）核对所调配药品包装及标签上注明的用法、用量与处方所开具药品的给药剂量的一致性。

（4）核对药品性状、包装外观及标签的完好性,确保所调配药品的质量是合格的。发现药品标签不清或缺损、包装松动变形污染、颜色改变、性状变化或异样时,一律严禁调配。

（5）核对所调配药品包装数量与处方所开具药品总数量的一致性。

（6）核对药品的有效期,确保发出的药品在患者处方治疗周期内是有效的。

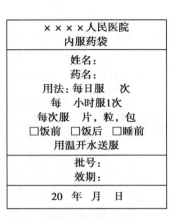

图3-3　普通药袋

3. 书写药袋或粘贴标签　发出的药品应正确书写药袋(图3-3)或粘贴标签(图3-4),注明患者姓名和药品名称、用法用量及用药注意事项、包装数量和使用有效期。

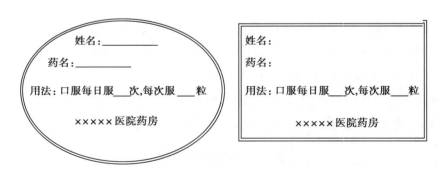

图3-4　不干胶便签形式的用药标签

4. 调剂人员签名　调剂人员在完成处方调配后,应在处方下方药师签名处签字。

（四）核对检查

处方药品调剂完成后应由另一名药师进行核对,核对是保证配方质量、确保用药安全的重要步骤,必须由药师以上药学专业技术职务资格的人员负责复核。核对时应仔细核对所取药品与处方药品的名称、规格、用法用量、数量及患者姓名是否一致,用药注意事项是否书写完整,并应逐一检查药品外观质量是否合格(包括形状、颜色、澄明度等)。核对所配处方正确无误后,核对人员签字。

（五）发药

发药是调配工作的最后一个环节,要使差错不出门,必须把好这一关。发药时应主动热情、态度和蔼,做好发药的各项工作。

1. 确认患者　窗口发药时应先呼唤患者姓名,得到回应后,认真核对患者姓名与处方姓名是否一致,防止差错事故发生。

2. 发药　按照处方核对药品的同时,将药品逐一发给患者或家属并叮嘱核对包装数量。

3. 用药交代　同时交代每一种药物的用法用量以及有关药品应用的注意事项,对于特定的用法与用量以及特殊的使用方法等应详细说明,直至取药者完全理解。如发放外用药剂,应说明用药部位及方法,且强调"不得内服"。混悬剂、乳剂发放时要交代"用时摇匀"。抗组胺药、镇静药和催眠药服用期间要嘱咐不得驾驶车辆等。服药后可引起大小便颜色改变的也应向患者交代。

有的滴眼液(如利福平、吡诺克辛钠)将药片与溶剂均装在同一个包装内,临用前须将其配成溶液才能使用,否则患者可能会将此药片口服,仅用其溶剂滴眼,因此要将溶解方法交代清楚。还有的药瓶中装有干燥剂,不详细交代有时也可能被患者误服。

由于有些食品对药物产生不良影响,因此发放药品时,应根据药物的特性,告知患者用药时应控制哪些饮食摄入,以提高药物的疗效。此外,发药时还应注意尊重患者的隐私。对患者的询问要耐心解答,做好门诊用药咨询服务工作。近年来提倡大窗口敞开式柜台发药,这样药师与患者可以面对面沟通,有效地为患者提供药学信息服务和完成用药咨询,为今后开展药学保健创造条件。

知识链接

服　药　时　间

1. 一日3次　一日最好按24小时计,尽可能每8小时服药1次,这样血药浓度可以比较平稳,不至于忽高忽低。

2. 空腹　饭前1小时或饭后2小时服用。

3. 睡前　一般指睡前15～30分钟。

4. 饭前　食前30～60分钟。

5. 饭后　食后15～30分钟。

---

4. 最后确认　询问患者是否已明白所用药品的储存和使用方法,必要时发放补充的药品提示信息,提示药品使用注意事项,确保患者正确用药。

5. 药师签字　在发药完成后,药师应在处方相应位置签字,将处方按规范办法归档储存。

点滴积累 ∨

1. 门诊药房的布局一般设有患者等候区、调剂区、发药区、药品分装区、二级库及更衣室等。

2. 调剂室药品的摆放可按药品剂型、药理作用、使用频率、内服药和外用药、特殊药品分开摆放,麻醉药品必须按"五专"原则管理。

3. 门诊药品处方调剂的工作内容包括接收和审核处方、调配处方药品、核对和发放药品、发药交代和用药指导。

第四节　住院药品的调剂

一、住院调剂工作程序

一般住院患者的用药有医嘱取药和医师处方取药两种形式。医嘱取药多采用集中摆药的调配方式。医师处方主要用于贵重药品、麻醉药品、精神药品、医疗用毒性药品和出院带药的调配发药。住院调剂由于选用的作业方式不同,其调剂程序与门诊调剂也有一定的差异。住院调剂的一般程序如图 3-5 所示。

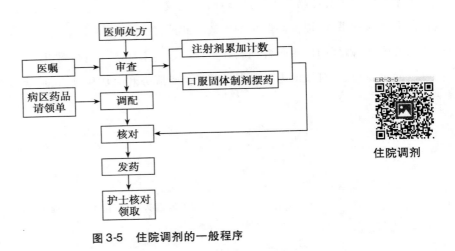

图 3-5　住院调剂的一般程序

二、住院药品调剂的配方发药方式

住院调剂工作与门诊调剂工作不同,它只将住院患者所需的药品定期发至病区。供药的方式有多种,各家医院的做法不一,主要有 3 种配方发药方式:

(一) 病区小药柜制

按各病区的特点及床位数,在病区内设小药柜,储备一定数量的常用药品及少量急救药品,由护士按医嘱发给患者使用。当小药柜中的药品消耗减少时,护士按处方消耗填写请领单向住院调剂室领取补充药品,经核对后由护士领回。此配方方式的优点是便于患者及时使用药品,减轻护士和调剂人员的工作量,药师也可以有计划地安排发药时间。但其缺点是药师不能及时纠正患者用药过程中出现的差错。此外,由于没有专业人员对病区保存的药品进行管理,容易造成药品变质、过期失效。同时,由于领药护士不固定而经常会出现重复领药,容易造成药品积压、浪费。另外,如果管理不到位容易出现药品流失或患者使用后漏费,造成医院经济损失。

（二）中心摆药制

病区药品管理可分别设立住院药房和中心摆药室 2 个部门或住院药房内设立摆药室。由病区医师开出具体医嘱,各临床科室的电脑操作员(或护士)每天将医嘱直接输入电脑,医嘱包括患者姓名、性别、年龄、科别、床位号、病历号、药名、规格、剂量、用药次数等信息,核对无误后传递信息(电脑确认)。中心摆药室电脑系统可显示该科的医嘱,经药师审查药物的配伍、相互作用、剂量后,打印用药清单(即药疗单)。

目前多数医院摆药的品种仅限于口服固体药、小针剂、大输液,为一天用量。一般口服固体药按患者个人实行单剂量摆药(即中心摆药室摆药人员将患者一天的服药量分次摆入服药杯中),注射剂按科室统计的总数摆药,特殊药品、贵重药品及出院带药凭医师开具的处方调配,外用药由护士用请领单领取。摆药完成,药师核对无误后由病区护士领回,临床科室和中心摆药室应各留 1 份打印的药疗单备查。一般摆药由药剂人员摆药及核对药,或护士摆药、药剂人员核对药。

此种方式的优点为药品由药师集中保管,可避免药品变质、过期失效、积压、浪费;摆药经多重核对,可避免差错事故的发生。缺点是摆好的药放在投药杯中,运送不方便,且运送过程中容易污染。

（三）凭处方发药

医师为住院患者开具处方,由护士或患者(或家属)凭处方到住院调剂室取药,调剂人员按方发药。这种发药方式的优点是药师可直接了解患者的用药情况,便于及时纠正用药差错,保证患者用药安全、有效、合理。但其缺点是药师和医师的工作量较大,所以仅适用于患者出院带药和麻醉药品、精神药品、贵重药品的用药。

上述 3 种住院调剂的配方发药方式都有其优点,但也有其不足之处。因此,医院可以针对具体情况,采用多种发药方式相结合的方式,以取长补短。

三、单剂量调剂

目前,我国绝大多数医院的住院药房采用集中摆药的调配方式调配口服药物,采用按病区总量发放的方式调配注射药物。这种调配方法容易造成口服药污染,为减少差错的产生、确保患者用药安全,针对住院患者用药,美国从 20 世纪 60 年代开始采用单剂量调剂。单剂量调剂又称单元调剂,要求药师将患者所服用的各种固体药品(片剂、胶囊剂等),按一次剂量借助分包机用铝箔或塑料热合后单独包装(即对一个患者每日所需的药物按单次剂量单独包装)。上面标有药名、剂量、剂型、用量、注意事项等,便于药师、护士及患者自己进行核对,避免了过去发给患者的散片无法识别、无法核对的缺点,也方便了患者服用,防止服错药或重复服药。重新包装也提高了制剂的稳定性,减少浪费,保证药品使用的正确性、安全性和经济性。

点滴积累 ∨

1. 住院调剂的配方发药方式有病区小药柜制、中心摆药制和凭处方发药。

2. 单剂量调剂系指药师把患者所服用的各种固体药品，按一次剂量借助分包机用铝箔或塑料热合后单独包装。

第五节　中药药品的调剂

中药调剂是以中医药理论为基础,根据医师处方、配方程序和原则,及时、准确地将中药饮片或中成药调配给患者使用的过程,它是一项负有法律责任的专业操作技术。

一、中药调剂室的设施与设备

完备的设施、齐全的设备是保证调剂质量、提高工作效率、减轻劳动强度的有力保障。

（一）中药调剂室的设施和设备

1. **中药饮片柜**　主要用于装饮片,其规格视调剂室面积大小和业务量而定。饮片柜抽屉内通常分为数格,所以称为"格斗",便于存放不同的饮片,且存放位置按中医处方习惯编排,形成固定的"斗谱"。

2. **中药贮药瓶、罐**　是由不同材料(如玻璃、搪瓷、不锈钢)做成的密闭容器,用于贮存易吸潮、风化、虫蛀、霉变及含挥发油等的药材(如芒硝、薄荷、川芎、熟地黄、肉苁蓉)。

3. **药柜**　用于摆放中成药。

4. **调剂台**　是调剂人员调配处方的操作台。一般调剂台高约100cm,宽约55cm,长度可按调剂室大小而定。调剂台内侧上层装有大抽屉,用于放置饮片调剂的常用工具和包装物品。调剂台内侧下层设有小抽屉,用于放置中药饮片。调剂台旁边多竖立一坚硬圆木,用来放置捣药工具。

5. **空调、温度仪、湿度仪**　调节调剂室内的温度及湿度,使其符合要求。

6. **计算机、打印机**　与医院其他部门联网,及时传送信息,打印处方。

（二）中药调剂的用具

1. **戥秤**　是一种不等臂杠杆秤,为传统沿用下来的称量工具,由戥杆、戥铊、戥纽、戥盘组成(图3-6)。根据称量值不同,有克戥和毫克戥之分。戥杆上有2个戥纽,分"里纽"和"外纽"(具体位置见图3-6),里纽用于称较轻的药物,外纽用于称较重的药物,杆上还有刻度表示分量,戥杆上有两排

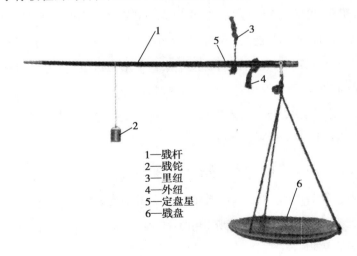

1—戥杆
2—戥铊
3—里纽
4—外纽
5—定盘星
6—戥盘

图3-6　戥秤

刻度,称"戥星",分别表示不同戥纽时的药物重量,左手提里纽时最右边的一颗星为"定盘星"。

2. **天平** 有不同称量范围的天平,主要用于毒性中药、贵重药品的调配。

3. **台秤** 用于称量较重、体积大的饮片,多采用电子台秤。

4. **冲筒** 冲筒由筒体、杵棒组成(有的冲筒还加有筒盖),多为铜质(图3-7)。用于临时捣碎中药饮片。

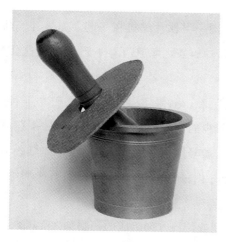

图3-7 冲筒

5. **铁碾船** 又称铁研船、铁碾槽、脚蹬碾等,全部用铁制成。用于临时捣碎中药饮片。

6. **小型粉碎机** 小型粉碎机又名打粉机,是现代中药房(药店)不可缺少的捣药工具,能快速粉碎各种较硬的药物,如人参、西洋参、三七、天麻、灵芝、珍珠、海马等。

7. **乳钵** 乳钵是以研磨为主的粉碎工具,由钵体和杵棒组成,多由玻璃、陶瓷或玛瑙等材质制成。乳钵主要用于粉碎少量的细料药或毒性药,将其制成极细粉末,如朱砂、雄黄、珍珠、麝香、冰片等。

8. **小钢锯和钢锉** 小钢锯和钢锉也是常用的调剂粉碎用工具,主要用于破碎沉香、苏木、降香、檀香、鹿茸、羚羊角等质硬块大的药物,便于调剂与服用。

9. **包装纸(袋)** 医院中药房多数用包装袋,并在袋上标注患者姓名、用法用量、煎煮方法。

10. **药匙** 称取粉末状药物用。

11. **药刷** 是清洁用具,用来刷药斗、药柜和冲钵。

二、中药饮片的领取与摆放

(一) 中药饮片的领取

中药饮片的领取是指根据调剂药品的消耗量,及时补充药斗中的饮片存储量的工作。具体步骤包括查斗→领药→装斗等。

1. **查斗** 调剂室必须有一定量的常备药品储存,既要保证药品供应,又要避免积压造成药品变质。所以中药调剂室内设专人查看药斗中的饮片与标签是否相符,有无短缺品种,日消耗量有多少,饮片有无生虫、发霉变质,有无混斗等情况,以确定领取饮片的品种和数量,并及时清除变质药品和杂质。

2. **领药** 根据查斗的结果填写药品请领单,领药程序和注意事项与西药领取相同。

3. **装斗** 指将饮片添加到规定药斗中的操作。装斗时要核对品种、药名。应先取出药斗中剩余的饮片,清洁药斗,将补充的饮片放入后,再将旧饮片放于上面。一般装入药斗容积的4/5;种子药因粒圆、细小易流动,多装至药斗容积的3/5处。装斗时不可按压饮片,以免使其碎乱,影响外观和使用。有毒药材、贵重药材设专柜,必要时密封以防走味(挥发)或串味(吸附)。

（二）中药调剂室饮片的摆放

中药调剂使用的中药柜习称饮片斗架，一般斗架高约 2m、宽约 1.3m、厚约 0.6m，装药斗 59～67个，排列成横七竖八，在架最下层可设大斗。每个药斗中又可分为 2～3 格。一个斗架装 150～170种药材。中药饮片的摆放（排列）亦称斗谱的编排。编排时要注意调剂方便，减轻劳动强度，避免发生差错事故，利于饮片的管理。

1. 斗谱的编排方法　斗谱编排有以下 4 种方法：

（1）按饮片性能分类编排：根据饮片性能分类的方法，同一类饮片编排在一起。如将补气药、补血药、养阴药、清热药编排在中心，辛温热药编排于一侧，辛凉解表之寒凉药编排于另一侧，这几类药构成了相互联系的有规律的斗谱。

（2）按药用部位编排：将药物按其入药部位分为根、茎、叶、花、果实、种子、动物、矿物等若干类，每一类按一定顺序装入药斗内，质轻的茎、叶、花且用量较少的饮片如月季花、白梅花、佛手花、玫瑰花、厚朴花、络石藤、青风藤与海风藤等应排在上层药斗中；质轻体积大且用量大的饮片如灯心草、通草、茵陈、金钱草、薄荷、桑叶等应排在斗架最下层的大药斗内；质重的如磁石、牡蛎、石决明等矿石、贝壳类排在下层药斗中。

（3）按常用方剂编排：为了方便调剂，将临床常用的方剂或传统方剂组成的药物如"麻黄汤"之麻黄、桂枝、杏仁、甘草等，"四君子汤"之人参、白术、茯苓、甘草等编排在相邻的药斗中。

（4）按使用频率编排：根据临床使用情况，将饮片分为常用的、较常用的和不常用的，并结合药物性味、功效等分成几类。常用饮片如当归、白芍、川芎、黄芪、党参、甘草、麦冬、天冬、金银花、连翘、板蓝根等应排在药斗的中、上层，便于调剂时称取。较常用的饮片编排在常用饮片的上、下层。

2. 中药调剂室饮片的摆放注意事项

（1）形状类似的饮片不宜放在一起，如山药片与天花粉片。

（2）配伍相反的饮片不宜放在一起，如乌头类（附子、川乌及草乌）与半夏的各种炮制品。

（3）配伍相畏的饮片不宜放在一起，如丁香（包括母丁香）与郁金（黄郁金、黑郁金）。

（4）为防止灰尘污染，有些中药宜存放在加盖的瓷罐中，如熟地黄、龙眼肉等。

（5）细料药品（价格昂贵或稀少的中药）不能存放在一般的药斗内，应设专柜存放，由专人管理，每日清点账物。

（6）毒性中药和麻醉中药必须按《医疗用毒性药品管理办法》和《麻醉药品管理办法》规定的品种和制度存放，决不能放在一般药斗内，必须专柜、专账、专人管理。如川乌、草乌、斑蝥等毒性中药和麻醉中药罂粟壳。

三、中药处方的特点

（一）组方原则

中药处方是在中医理论辨证论治的基础上，根据药物的性能和相互关系配伍而成的。中药处方一般是按"君、臣、佐、使"的组方原则组成，所以一张中药处方多有几种至几十种药物，单味药方少见。

（二）并开药物

并开是指医师书写处方时为求其简略,常将两味药合在一起开写,如二冬(天冬、麦冬)、乳没药(乳香、没药)、生熟地(生地黄、熟地黄)等。如果在并开药物的右上方注有"各"字,表示每味药均按处方量称取。例如青陈皮各 6g,即青皮、陈皮各 6g。如果在并写药品后未注有"各"字,或注有"合"字,则表示每味药称取处方量的半量。例如乳没药 6g 或乳没药合 6g,即乳香、没药各称取 3g。

（三）处方脚注

脚注是医师在处方药名右上方提出的简单嘱咐。脚注的内容有对煎服的要求,如先煎、后下、烊化、包煎、另煎、冲服等,配方时这些药物要单独另包。脚注的内容还有加工方法的说明,如打碎(杏仁、桃仁、贝母)、去心(莲心、银杏)、去节(麻黄)、去刺(刺蒺藜)、去头足(蜈蚣)、去毛(枇杷叶)、去核(乌梅)等。

知识链接

中药的特殊煎煮要求

1. 先煎　方法是将药物先煮沸一段时间后,再加入其他中药共煮。

2. 后下　方法是在汤剂煎好前 5～15 分钟入药(指头煎)即可。

3. 烊化　对于一些胶类、糖类(如阿胶、龟板胶、饴糖等),宜加适量开水溶化后冲入已煮好的汤液中或入汤液中用微火加热不断搅拌至溶。

4. 包煎　方法是将需要包煎的药物装入纱布袋扎紧后与其他药物一起浸泡、煎煮。

5. 另煎　对于一些贵重药物(如人参、西洋参等),为了充分利用药材,避免在同煎中被其他药物吸附,可另煎,其煎液兑入煎好的汤剂中服用。

6. 冲服　将需冲服的药研成细粉,调入煎好的药汁中冲服。

7. 泡服　泡服是用开水或煎好的一部分药液趁热将需泡的药物(如藏红花、胖大海等)加盖浸泡 10～15 分钟,过滤,混合服用。

四、中药处方调剂

中药调剂是中药调剂室面向临床患者的第一线工作,中药调剂人员需要有中药专业知识,还要有中医基础理论知识。中药处方调剂流程一般包括审方→计价→调配→复核→发药→用药指导等。

┌─边学边练─

中药处方调配操作见教材实训一医院药品调剂实训中的任务 3 中药处方调配,学生按中药处方调剂操作规程完成处方调剂,掌握中药处方调剂的操作。

（一）审查处方

中药处方的格式、内容与西药处方大致相同,但中药处方的正文内容一般较多,内容更加复杂。

有时因各医师的用药习惯不同，用药剂量亦有差别，调剂人员要靠掌握的中药知识和经验去判断正确与否，故收方审查工作应由中医药理论和实践经验较丰富的中药师担任。

药师应按规定进行处方审核，处方审查的内容有：

1. 查看患者姓名、性别、年龄、处方日期、医师签名等填写是否完整正确，项目不全则不予调配。

2. 审查处方药名、剂量、剂数、先煎、后下等书写是否规范，如有疑问应立即与处方医师联系，更改之处需要医师再次签名并注明日期。

3. 处方中有无配伍禁忌和妊娠禁忌。如发现有相反、相畏的药物时不予调配，确属病情需要时，经医师再次签名后方可调配。

4. 用量是否正确，尤其注意儿童及老年人的剂量，如因病情需要超过常用量时，医师应注明原因并重签名后方可调配。

5. 有无缺药，若有，则请处方医师更换他药。

知识链接

中药的用药禁忌

1. 配伍禁忌　前人通过长期的临床实践，总结出中药配伍禁忌方面的“十八反”“十九畏”。“十八反”即“本草言明十八反，半蒌贝蔹及攻乌，藻戟遂芫俱战草，诸参辛芍叛藜芦”。“十九畏”即“硫黄原是火中精，朴硝一见便相争，水银莫与砒霜见，狼毒最怕密陀僧，巴豆性烈最为上，偏与牵牛不顺情，丁香莫与郁金见，牙硝难合京三棱，川乌草乌不顺犀，人参最怕五灵脂，官桂善能调冷气，若逢石脂便相欺。大凡修合看顺逆，炮爁炙煿莫相依”。

2. 妊娠禁忌　禁用药大多数是毒性较强或药性较烈的药材，如川乌、巴豆、雄黄、麝香等。慎用药大多数是烈性或有小毒的药物，包括通经祛瘀、行气破滞以及辛热、滑利等药物。不论禁用还是慎用药材，原则上孕妇应避免使用以防意外。非使用猛烈药物而病不除者，则应慎重考虑，并在处方中签字以示负责。

3. 饮食禁忌　服药期间，不宜吃与药物性味相反或影响治疗的食物。如服清热药时不宜吃辛辣食物；服温中祛寒药时不宜吃生冷食物等。

4. 证候禁忌　凡药不对证，即药物的性能功效与所疗疾病的病证相悖，有可能导致病情加重、恶化者，原则上都属于禁忌范围。即体虚多汗者忌用发汗药，以免加重出汗而伤阴津；阳虚里寒者忌用寒凉药等。

（二）计价

药品计价是按处方的药味逐一计算得出每剂的总金额，填写在药价处。计价应注意以下几点：

1. 经审方合格后才能计价。

2. 计价方法是将每味药的剂量乘以单价得出每味药的价格；再将处方中每味药的价格相加，得出每剂药价；最后将每剂药的价格乘以剂数，得出每张汤剂处方的总价。

3. 代煎药可以加收煎药费。

4. 计价完毕,药价填入处方规定的栏目后,审方计价人员必须签字,以示负责。

现在很多医疗机构使用医师工作站开具电子处方,处方一旦生成,药价已经自动计算出来并在处方上显示,省去手工计价的环节。

（三）调配处方

1. 中药处方调配的一般程序　调配前再次审查相反、相畏、毒性药物剂量等,确定无误后即可进行配药。中药饮片处方调配的一般程序包括复审处方→对戥→称取药品→分剂→核对发药→用药指导等。

2. 调配中药饮片处方的操作要求及注意事项

（1）根据药品的不同体积重量选用合适的戥秤,一般用克戥;称取贵重或毒性药时,克以下要用毫克戥。

（2）调配时,应按处方先后顺序(即横写的处方从左上角开始,向右逐味、逐行调配;竖写的处方从右上角开始,向下逐味、逐列调配)逐一称取每一味药。

（3）一方多剂时,可一次称出多剂单味药的总量(即称取克数＝单味药剂量×剂数),再按剂数分开,称为"分剂量"。分剂量时要每倒1次称量1次,即"等量递减,逐剂复戥",不准估量分剂。

（4）坚硬或大块的矿石、果实、种子、动物骨及胶类药,调配时应捣碎方可入药。

（5）不得将变质、发霉、虫蛀等药品调剂入药。

（6）先煎、后下、包煎、烊化、另煎、冲服等特殊煎煮方法的药品必须另包并注明。

（7）配方完毕,配方者自查无误后,根据处方内容填写中药包装袋,并在处方签字,交核对发药人员核对。

（四）复核处方

复核处方是减少配方差错的重要一环。复核的内容有:

1. 复核药品与处方所开药味和剂数是否相符,有无多配、漏配、错配等现象。

2. 有无配伍禁忌和妊娠禁忌、是否超剂量等。

3. 饮片有无霉变、虫蛀等现象。

4. 是否将先煎、后下、包煎、烊化、另煎、冲服等特殊要求药品另包及注明。

5. 抽查剂量准确程度,要求每剂药的重量差异不超过±5％,贵重药和毒性药不超过±1％。

6. 核对无误后签字,在药袋上写明患者姓名,需特殊处理的药品,在药袋上要写明处理方法,然后按剂装袋,装好后整理整齐,装订后发药。

（五）发药与用药指导

发药是调剂工作中的最后一个环节。将调配好的药剂包扎好或装入专用袋,发药人员再次核对姓名、剂数后发给患者,并对患者说明煎法、服法、饮食禁忌等,以保证患者用药安全有效。发药时应注意:

1. 核对患者姓名。

2. 详细说明用法用量及用药疗程,对特殊煎煮方法如先煎、后下、另煎、包煎等需向患者特别说明。

3. 耐心向患者解释有关用药的各种疑问。

知识链接

全国职业院校技能大赛高职组中药技能比赛

1. 由教育部与国家中医药管理局等部门共同主办，为个人赛。

2. 该赛项设有中药性状与真伪鉴别（占20%）、中药显微鉴别（占20%）、中药调剂（占30%）与中药炮制（占30%）4个项目。

3. 中药调剂项目包括2个环节：审方和饮片调剂。审方采用的是机考的方式进行，而饮片调剂则是采用现场限时操作进行。参赛选手需在规定时间内调配10味×3付中药，要求调配操作规范，剂量准确，不撒、不漏，脚注处理合理，包装美观牢固、整齐规范。

五、新型中药配方颗粒的调配

中药配方颗粒是以单味中药饮片为原料，经过提取、分离、浓缩、干燥、制粒、包装等生产工艺制成的，供中医临床配方用的颗粒。在使用时，将每味药的颗粒混合后用温开水冲服，"以冲代煎"，故也称为免煎颗粒。

（一）中药配方颗粒的特点

1. 剂量准确　统一规格、统一剂量、统一质量标准。

2. 使用方便　免煎煮、直接冲服、服用量少。

3. 便于储存及携带　小包装颗粒便于贮藏、携带方便。

但中药配方颗粒在疗效、价格方面还存在争议。疗效方面，主要是单味中药浓缩颗粒的简单混合使用与饮片合煎可能存在差别而影响疗效；其价格也高于饮片。

（二）中药配方颗粒的规格

1. 瓶装配方颗粒　厂家将配方颗粒包装在塑料瓶中，内有药物的总量，根据处方剂量称取每剂的最小剂量，进行混合调配。

2. 小包装配方颗粒　厂家将配方颗粒按处方常用剂量分装在小塑料袋中。

（三）中药配方颗粒的调配

1. 瓶装配方颗粒的调配

（1）审方：医师电子处方传输到中药房，调剂人员根据系统中显示的处方进行审方，正确无误后方可调配。

（2）调配：调剂员按处方依次逐个取药，用电子天平依次称取颗粒。

（3）混合：调剂员将调配好的所有颗粒放入混合机内混合。

（4）分装封口：将混合均匀的配方颗粒分装，热合封口。

（5）包装：将分装好的小包装转入大包装药袋中，并附上患者处方交药师复核发药。

（6）调剂人员及复核发药人员在处方相应位置签字，处方按规定要求存档。

ER-3-6

中药配方颗粒调配

2. 小包装配方颗粒的调配

（1）审方：调剂人员接收处方后先进行审查，正确无误后方可调配。

（2）选择分装器具：根据处方上的剂数将相应的空塑料盘排列整齐。

（3）调配：按处方上药物的顺序，从药架上依次取配方颗粒，根据处方的剂量依次将配方颗粒分发到各个塑料盘中。

（4）检查：取其中一剂，按处方顺序检查药味、剂量、规格是否相符，并检查其他剂的药味、数量是否与处方相符，检查无误后在调配员栏签字。

（5）复核：按照处方药味、剂量、规格对所调配的颗粒进行复核。

（6）包装及发药：复核后，将每一剂小包装配方颗粒分别装入牛皮纸袋中，核对患者后，将药物交到患者手中，并交代用法用量。

（7）复核发药签字：复核发药人员在处方相应栏目签字，将处方按规定要求归档。

点滴积累 ╲╱

1. 中药饮片处方调配的一般程序包括复审处方→对戥→称取药品→分剂→核对发药→用药指导等。

2. 小包装配方颗粒的调配程序包括审方→调配→复核发药→用药指导等。

第六节　药品调剂工作特点及差错预防

一、药品调剂工作特点

（一）门（急）诊调剂工作的特点

1. 随机性　门诊药房直接服务于门诊患者，工作任务随到院患者的数量、病种等情况的变化而不断发生变化。患者来源的随机性，导致了门诊调剂工作的随机性。

2. 规律性　虽然门诊调剂工作呈现一定的随机性，但在每个地区和不同的季节，疾病的发生仍有一定的规律。门诊调剂工作人员应根据所在医院规模大小、所处的地理位置、患者的固定流量等因素，经过准确的调查研究，制订合理的用药计划。

3. 紧急性　一般医院的急诊调剂室往往隶属于门诊调剂室，也有单独设置的。因急诊患者起病急、病情严重，所以急诊调剂具有紧急性。调剂人员应及时备好急救药品。

4. 终端性　患者经诊断后，采用药物治疗是诊疗过程的最后一个环节，往往也是患者在医院接受医疗服务的最后部门，具有终端性。由于患者对药品不了解，其工作质量往往缺少外部监督机制，发现调配差错时往往对患者已造成较大危害，所以门诊调剂应有严格而完整的规章制度，调剂过程严格遵守操作规程，严防差错事故。

5. 社会性　门诊调剂室直接面对来自于社会各个阶层的患者，患者的文化素养、经济状况、性别、年龄、疾病类型各不相同,所以药师不仅需要有扎实的专业知识,更需要有良好的心理素质和交流技巧。

6. 咨询服务性　现代药事管理模式要求"以患者为中心"提供药学服务,药品调剂工作逐渐从药品供应服务型向安全合理用药的技术服务型转变,咨询服务在调剂工作中占有越来越重要的地位。

（二）住院调剂工作的特点

1. 药品管理任务重　由于住院患者病情重、病程长、病情复杂,因此用药要求复杂,药品品种要求齐全,供应量要充足。

2. 配方发药方式不同于门诊调剂　住院调剂的调剂方式除少数凭处方发药外,一般不直接面对患者,可以按医嘱实行中心摆药制或凭病区请领单、处方发药。

3. 业务技术知识面宽　住院调剂室是服务于临床科室和住院患者的,既是药品供应管理的业务部门,又是开展临床药学研究、实行药品监督的职能部门,技术性和咨询服务性要求高。因此,要求药学人员专业知识全面、交流能力强。

4. 工作负荷差异较大　受医师查房、下医嘱等的影响,住院调剂室为临床服务的时间相对集中,工作强度大。因此,住院调剂室应根据实际情况合理安排人员,服务高峰时间最大限度地保证人员在岗,减少护士、患者的候药时间。非高峰时间可适当减少人员,避免人员闲置。

二、药品调剂差错预防

药品调剂差错是指在调剂过程中发生的疏忽或失误,是可预防的事件或行为。如果存在的差错未能被药师检出,就有可能导致患者用药错误,甚至造成患者伤害等严重后果。

（一）药品调剂差错分类

1. 出门差错　又称"外部差错",系指药品或药物使用的相关信息到达患者或药学部门之外的部门以后才被发现的错误。可分为以下3类:

（1）一类差错:药已发出,尚未使用。

（2）二类差错:患者已使用,但未造成损害。

（3）三类差错:患者已使用,造成伤害。

2. 内部差错　在药品调剂部门内部出现的药品或信息处置错误,但被及时发现和纠正,错误并未到达患者或其他部门。如调剂人员在调配或书写药袋时将药品品种、规格、剂型、数量、用药剂量、用药时间弄错,将变质药品或不合格药品调剂给患者等。

3. 差错隐患　系指工作中存在的、易于引发错误的漏洞或风险。如将包装相似的药品摆放在一起、不同药品的名称读音相似等。

（二）预防药品调剂差错的措施

为预防和减少调剂错误,应在各个环节落实防范措施,实施药品调剂全过程的质量控制。

1. 改善药师工作环境

（1）调配与发药区域相对隔开，避免外界嘈杂的声音对调剂人员造成干扰。

（2）光线明亮，调剂室内的光照度不低于 2000lx。

（3）采用智能化调剂设备和信息技术是降低调剂错误的有效措施。

2. 合理调整药房内药品的布局

（1）药品的摆放应有利于减少调剂错误、提高调剂效率，可以采用库位码形式按使用频率、给药途径或药理作用分类摆放储存。

（2）只有经过一定训练并被授权的人员方可在药架上补充药品，确保与药架上的标签（标有药品通用名、商品名及规格）严格对应。

（3）同品种不同规格的药品宜分开摆放。

（4）包装相似或读音相似的药品宜分开摆放，高危药品应集中摆放，均应加贴醒目的警示标签，以便于药师调配时注意。

3. 应用现代化调剂设备及信息化流程管理技术

（1）应用单剂量分包机、快速发药系统、智能存取系统等现代化设备可以提高工作效率，减少调剂差错。

ER-3-7

应用现代化调剂设备调剂药品

（2）引入药品条形码信息化流程管理技术，其具有的使用方便、操作简单、采集信息量大、速度快、准确性高、可靠性强的特点可提高药品调剂的准确性。

4. 加强药品调剂质量的管理

（1）切实加强处方审核与调配、发药核对与用药交代。

（2）制订调配标准操作规程，有助于调配人员在工作中贯彻执行。

（3）药品种类、剂型、规格、包装等改变时，让工作人员及时知晓。

（4）须保持药师适当的工作强度，工作高峰时适当增加调配人员，减少由于疲劳而导致的调配错误。

5. 营造以患者为中心的安全用药氛围 增强药师的责任感，培养药师爱岗敬业的精神。营造医院的安全文化氛围，努力形成在服务过程中使患者伤害降至最低的工作理念，将用药安全提升到最优的地位。

6. 其他方面 药师同时应关注非药品调剂过程中出现的用药错误，如医师处方错误、护士给药错误和患者药品使用错误等。通过咨询、培训、用药指导等方式以及信息化的手段，预防和减少用药错误的发生。

（三）调剂错误报告与处理

1. 建立调剂错误登记报告制度

（1）所有内部差错应及时登记，定期进行统计分析。

（2）出门差错应填报"用药错误报告表"。

（3）药房负责人应及时向药学部门负责人报告错误发生经过及原因，分析出现危害的程度和处理结果。

（4）应鼓励药师报告差错隐患，积极采取措施从系统上预防调剂错误。

2. 错误处理

（1）建立本单位的调剂错误处理程序。

（2）药师发现调剂错误或患者、护士反映调剂错误时，须立即核对相关的处方和药品；如果是发错了药品或错发给患者，应立即按照本单位的错误处理程序迅速处理并上报部门负责人。

（3）应立即追回错发的药品；根据错误后果的严重程度，分别采取补救和救助措施，到病房或患者家中更换、致歉、随访，取得谅解，必要时请相关医师帮助救治。

（4）若属于患者自己用药不当、请求帮助，应积极提供救助指导，并提供用药教育。

点滴积累 ∨

1. 门（急）诊调剂工作具有随机性、规律性、紧急性、终端性、社会性、咨询服务性等特点。

2. 住院调剂工作具有药品管理任务重、配方发药方式多采用中心摆药制、业务知识全面、工作强度大等特点。

3. 为预防和减少调剂差错，应在改善药师工作环境、合理调整药房内药品的布局、应用现代化调剂设备及信息化流程管理技术、加强药品调剂质量的管理及营造以患者为中心的安全用药氛围等环节落实防范措施。

目标检测

一、选择题

（一）单项选择题

1. 处方书写要求，药品数量与剂量的书写一律用（　　）

    A. 英文　　　　　　　　　B. 中文　　　　　　　　　C. 拉丁文

    D. 阿拉伯数字　　　　　　E. 罗马文

2. 一般处方不得超过（　　）

    A. 3 天用量　　　　　　　B. 5 天用量　　　　　　　C. 7 天用量

    D. 10 天用量　　　　　　E. 15 天用量

3. 药学专业技术人员调剂处方药品的过程一般是（　　）

    A. 调配→核对→审方→发药→用药交代

    B. 审方→调配→核对→发药→用药交代

    C. 核对→调配→审方→发药→用药交代

    D. 调配→发药→核对→审方→用药交代

    E. 审方→发药→核对→调配→用药交代

4. b. i. d. 的含义是（　　）

    A. 每日 1 次　　　　　　　B. 每小时　　　　　　　　C. 每日 2 次

    D. 每日 3 次　　　　　　　E. 每日 4 次

5. 以下属于处方正文的是（　　　）

  A. 患者姓名　　　　　　B. 药品规格　　　　　　C. 临床诊断

  D. 开具日期　　　　　　E. 就诊科室

6. 以下属于处方后记部分的是（　　　）

  A. 审核药师签名　　　　B. 患者姓名　　　　　　C. 临床诊断

  D. 药品用量　　　　　　E. 药品名称

7. 急诊处方的格式是（　　　）

  A. 印刷纸为淡绿色,右上角标注"急诊"　　　B. 印刷纸为淡红色,左上角标注"急诊"

  C. 印刷纸为淡黄色,右上角标注"急诊"　　　D. 印刷纸为淡绿色,左上角标注"急诊"

  E. 印刷纸为白色,左上角标注"急诊"

8. 发药前首先要（　　　）

  A. 核对患者姓名　　　　　　　　　　B. 核对药品规格、剂量、数量

  C. 核对处方药品金额　　　　　　　　D. 核对药品与处方相符性

  E. 核对药品包装

9. 处方中"用法"的缩写词是（　　　）

  A. p. o.　　　　　　　　B. s. o. s.　　　　　　C. co.

  D. Sig.　　　　　　　　E. a. m.

10. 下列处方中常见的外文缩写,其含义是"每晚"的是（　　　）

  A. q. d.　　　　　　　　B. q. n.　　　　　　　C. q. h.

  D. q. s.　　　　　　　　E. q. o. d.

11. 以下有关处方具有法律性的叙述中,不正确的是（　　　）

  A. 药师具有审核、调配处方权

  B. 医师具有诊断权和开具处方权

  C. 因开具处方造成医疗事故,医师负有相应的法律责任

  D. 因调配处方造成医疗差错,药师负有相应的法律责任

  E. 因处方造成医疗差错,医师、药师具有相同的法律责任

12. 关于处方调配规范"四查十对"中的"四查"内容,不正确的是（　　　）

  A. 查处方　　　　　　　B. 查药品　　　　　　C. 查适应证

  D. 查配伍禁忌　　　　　E. 查用药合理性

13. 调剂室药品摆放方式不包括（　　　）

  A. 按使用频率摆放　　　　　　　　　B. 按药品包装大小摆放

  C. 按药品剂型分类摆放　　　　　　　D. 按药理作用摆放

  E. 按内服药和外用药分开摆放

14. 中药饮片调剂时,每剂药的重量误差应控制在（　　　）

  A. ±1%　　　　　　　　B. ±2%　　　　　　　C. ±3%

D. ±5%　　　　　　　　E. ±7%

15. 医师开具处方时,必须使用的药品名称是(　　　)

   A. 药品商标名　　　　B. 药品别名　　　　　C. 药品通用名

   D. 药品化学名　　　　E. 药品商品名

（二）多项选择题

1. 西药处方审查的内容有(　　　)

   A. 药品名称、剂型、规格、数量的审查　　　B. 药物剂量的审查

   C. 药品用法的审查　　　　　　　　　　　D. 药物配伍禁忌的审查

   E. 药品外包装的审查

2. 门诊、急诊调剂工作的特点有(　　　)

   A. 随机性　　　　　　B. 规律性　　　　　　C. 终端性

   D. 社会性　　　　　　E. 咨询服务性

3. 调配下列中药饮片时需要另包的药材是(　　　)

   A. 麻黄 9g^{先煎}　　　　B. 桂枝 4g^{后下}　　　　C. 杏仁 9g

   D. 甘草 3g　　　　　　E. 都不需要另包

4. 关于处方管理要求的叙述,正确的是(　　　)

   A. 处方 3 日有效

   B. 医师开具处方应当使用经药品监督管理部门批准并公布的药品通用名称、新活性化合物的专利药品名称和复方制剂药品名称

   C. 字迹清楚,不得涂改;如需修改,医师应当在修改处签名并注明修改日期

   D. 门(急)诊患者麻醉药品、第一类精神药品注射剂每张处方为一日常用量

   E. 第二类精神药品处方保存期限为 3 年

5. 处方的种类有(　　　)

   A. 药师处方　　　　　B. 医师处方　　　　　C. 协定处方

   D. 法定处方　　　　　E. 护师处方

二、简答题

1. 简述西药处方审核的内容和方法。

2. 简述处方调配"四查十对"规定的主要内容。

3. 简述预防药品调剂错误的措施。

三、实例分析题

1. 患者,李某,女,42 岁,经医师诊断为扁桃体发炎。处方用药如下:

Rp.　头孢氨苄胶囊　0.25g×24 粒

    Sig.　0.5g　q. i. d.　p. c.

请分析头孢氨苄胶囊的用法用量是否正确,并说明原因。

提示:头孢氨苄的药品说明书:口服成人每日量 1～2g,分 3～4 次,空腹服用。儿童每日 25～50mg/kg,分 3～4 次,空腹服用。

2. 患者,李某,女,6 岁,21kg,经医师诊断为小儿咽炎。处方用药如下:

Rp.　阿奇霉素颗粒　　0.25g×5 袋

　　　Sig.　0.25g　q. d.　p. o.

请分析阿奇霉素颗粒的用法用量是否正确,并说明原因。

提示:阿奇霉素的药品说明书:治疗小儿咽炎、扁桃体炎,一日按体重 12mg/kg 顿服(一日最大量不超过 0.5g),连用 5 日。

3. 患儿乙,女,3 岁,体重12kg,近日来消化不良,腹胀、腹泻,食欲差,试分析其治疗用药的合理性(从是否对症用药、有无慎用药、用法用量正确性、是否有配伍禁忌等方面分析)。

①乳酶生片　　0.3g×9 片

　Sig.　0.3g　t. i. d.　p. o.　p. c.

②氧氟沙星片　　0.1g×9 片

　Sig.　0.1g　t. i. d.　p. o.

提示:乳酶生的药品说明书:每次 0.3～1.0g,一日 3 次,饭前服。

氧氟沙星片的药品说明书:口服每日 200～600mg,分 2 次服。孕妇、哺乳期妇女及幼儿禁用。

4. 仔细阅读处方后,请正确填写药袋。

××医院专用处方笺
费别 自费 离休 二乙 医保(省、市、县)请对号√
姓名　陆某　　　性别　男　　年龄　28岁
门诊/住院病历号:　269　科别/病区和床位号:　呼吸内科
临床诊断　　扁桃体炎
开具日期:　2018 年 3月 2日
Rp. 　　复方磺胺甲噁唑 0.48g × 14片 　　　Sig. 0.96g b.i.d. 首剂加倍 p.c 　　碳酸氢钠片 0.5g × 9片 　　　Sig. 0.5g t.i.d. a.c.   　　　　　　　　　　　医师: 王蕾
药品金额 Y:　_____元　收费员:_____ 审核、调配:_____　核对、发药:_____

```
┌─────────────────────────────────┐
│        ××××人民医院              │
│          内服药袋                │
├─────────────────────────────────┤
│  姓名:_____         │
│  药名:_____         │
│  用法: 每日服    次               │
│        每    小时服1次            │
│        每次服    片,粒,包         │
│  □饭前   □饭后   □睡前           │
│  用温开水送服                     │
├─────────────────────────────────┤
│  批号:                           │
│  效期:                           │
├─────────────────────────────────┤
│      20  年  月  日              │
└─────────────────────────────────┘
```

（黄欣碧）

实训一　医院药品调剂实训

【实训目的】

1. 能根据药品调剂时审方的常规要求对处方进行审核。

2. 掌握处方的组成与格式。

3. 掌握与处方有关的调配知识。

4. 能识别不合格处方,并学会填写审方记录。

5. 能正确使用戥秤,能正确进行中药饮片的调配。

6. 能正确调配中、西药处方。

7. 会指导用药。

【实训内容】

1. 实训用品和环境

（1）模拟药房:实训前需准备好供学生进行审方及调配的中、西药处方若干和相关药品,药袋、药匙等调剂用具,需准备供中药调配所需的戥秤、冲筒、包药纸(袋)、压方板、相关的中药处方单和200种中药饮片及药斗橱、调剂台。

（2）医院药房实地参观及调查表。

2. 实训方法和步骤　模拟医院门诊药房,每4位同学为一小组,分别担任审方(发药)人员(1

人)、调配人员(2 人)及患者(1 人),分别轮换角色依次完成以下 3 个任务。

任务1　处方审核

每小组审核中、西药处方。按要求填写处方点评工作表。学生小组讨论、老师点评、情景创设、现场提问审方基本理论知识。

(1) 审方:仔细阅读不同类型的处方,挑出不合格的处方并指明差错类型。

(2) 填写:处方点评工作表。

(3) 做质量分析报告:根据处方审查结果,统计处方合格率及抗生素使用率,统计出各类差错类型处方所占的比例,并对处方审查结果进行点评及提出建议。

(4) 分析处方并记录。

下列中药处方有哪些不合理之处:

中药调配模拟处方

二冬 10g	马钱子 6g	芫花 6g	牵牛花 0.3g
半夏 10g	乌头 5g	三棱 3g	巴豆霜 0.2g
芒硝 6g	甘草 10g	丹参 10g	麦冬 10g

(三剂　水煎服)

处方分析如下:①二冬分为天冬、麦冬各 5g。②配伍禁忌:麦冬 5g 与麦门冬 10g 重复使用、半夏与乌头不能合用、巴豆霜和牵牛花不能合用、芫花和甘草不能合用、芒硝和三棱不能合用。③特殊处理:半夏捣碎、乌头先煎、芒硝冲服、巴豆霜不入煎煮。④毒性药超剂量:芫花超量,应在 1 ~ 1.5g;芫花超量,应在 1.5 ~ 3g;半夏超量,应在 3 ~ 9g;马钱子超量,应在 0.3 ~ 0.6g。⑤牵牛花应是牵牛子。⑥麦门冬为麦冬的别名。

任务2　处方调配

小组成员分别扮演调剂员、核对发药人员和患者,完成该项任务。

(1) 收方审方:患者将已经收费的处方交给审核人员。

(2) 调配:调剂人员对合格处方按调剂规程进行调配。

(3) 核对发药:调剂员将调配好的药品交付核对发药人员,由核对发药人员核对所调配的药品正确无误后,向患者发出所调配药品,对患者进行用药指导。

(4) 用药咨询:现场解答患者有关用药疑问。

(5) 由"患者"监督观察调剂员和核对发药人员的操作过程,对调配结果进行评价,并按评分要求量化评价调剂员、核对发药人员工作质量。3 位同学进行角色互换,按同样方法重新进行实训。

(6) 实训指导教师当场对学生的整个调剂流程进行点评。

任务3　中药处方调配

小组成员分别扮演调剂员、核对发药人员和患者,完成该项任务。

中成药调配步骤包括收方→计价→调配→复核→包装→发药。学生重点练习中药饮片处方调配操作。

（1）收方（审核的主要内容）：①处方前记是否规范；②处方后记是否规范；③处方权限是否正确；④处方正文书写是否规范；⑤处方用药是否合理（如十八反、十九畏）。

（2）计价：要求计价准确、迅速，以缩短患者取药时间。

计价方法：药价/味＝用药计量×单价；药价/剂＝各味药价相加求和；处方药价＝药价/剂量×剂数。

分组练习计价。

处方一：

| 山药 12g | 天冬 20g | 甘草 10g | 牛膝 12g |
| 红花 15g | 石膏 30g | 白芍 15g | 薄荷 5g | （三剂） |

处方二：

| 黄芩 10g | 石膏 15g | 车前子 6g | 茯苓 10g |
| 白术 10g | 白芷 10g | 生白芍 10g | 甘草 6g | （五剂） |

（3）调配：中药饮片一方几剂的称量、按"等量递减""逐剂复戥"的原则分剂量称取。分剂量标准操作，每剂药的重量误差<±5%。

练习处方一：

| 柴胡 10g | 防风 6g | 辛夷 9g | 白芍 9g | 白芷 9g | 甘草 9g | （三剂） |

练习处方二：

| 川芎 12g | 白芷 12g | 荆芥 10g | 防风 9g | 薄荷 12g | 甘草 9g | （三剂） |

练习处方三：

| 半夏 9g | 远志 9g | 桔梗 9g | 枇杷叶 9g | 紫菀 6g | 麻黄 6g | （三剂） |

练习处方四：

| 熟地 12g | 山萸肉 12g | 山药 12g | 泽泻 9g | 丹皮 10g | 茯苓 9g | （三剂） |

练习处方五：

| 党参 10g | 白术 10g | 黄芪 10g | 砂仁 6g | 茯苓 10g | 甘草 9g | （三剂） |

（4）复核（四查十对）：复核药味、剂数、剂量、禁忌、毒性药、贵细药、脚注、饮片质量并签字。

（5）包装、发药。

发药时的核对内容：患者姓名、取药凭证、汤药剂数。

发药部分最重要的任务是用药指导，做好用药指导工作的关键是要给患者交代汤剂制备的加水量、煎煮时间与火候、煎煮器具、煎液量、服用时间和方法、需特殊处理药物的处理方法、自备药引、饮食禁忌（忌口等），尤其注意向患者交代用法用量、用药禁忌、饮食禁忌等。

【实训注意】

1. **实训的各项要求** 以《处方管理办法》《药品管理法》及相关法规、《中华人民共和国药典》及相关药品说明书为主要依据。

2. 处方审核的注意事项　药品调剂人员应按照操作规程调剂处方药品,认真审核处方,应当对处方的用药适宜性进行审核,药品调剂人员经处方审核后,认为存在用药不适宜时,应当告知处方医师,请其确认或者重新开具处方。药品调剂人员对于不规范处方或不能判定其合法性的处方,不得调剂。

药品调剂人员调剂处方时必须做到"四查十对":查处方,对科别、姓名、年龄;查药品,对药名、剂型、规格、数量;查配伍禁忌,对药品性状、用法用量;查用药合理性,对临床诊断。

(1) 西药方审核的常见内容:①规定必须做皮试的药品,处方医师是否注明过敏试验及结果的判定;②处方用药与临床诊断的相符性;③剂量、用法的正确性,选用剂型与给药途径的合理性;④是否有重复给药现象;⑤是否有潜在临床意义的药物相互作用和配伍禁忌;⑥其他用药不适宜情况。

(2) 中药调剂处方审查的常见内容:①别名更改成正名;②毒性药是否超量;③有无配伍禁忌;④注明并开药物;⑤有无特殊处理药物。

3. 处方调配的注意事项

(1) 仔细阅读处方,按照药品的顺序逐一调配。

(2) 对贵重药品、麻醉药品等分别登记。

(3) 调配药品时应检查药品的批准文号,并注意药品的有效期,以确保使用安全。

(4) 药品调剂齐全后,与处方逐一核对药品名称、剂型、规格、数量和用法,准确、规范地书写标签。

(5) 对需特殊贮存条件的药品应加贴醒目标签,以提示患者注意,如 2~10℃ 冷处贮存。

(6) 尽量在每种药品上分别贴上用法用量、贮存条件等标签,并正确书写药袋或粘贴标签。

特别注意标识以下几点:①药品通用名、剂型、剂量和数量;②用法用量;③患者姓名;④调剂日期;⑤处方号或其他识别号;⑥药品贮存方法和有效期;⑦有关服用注意事项(如餐前、餐后、冷处贮存、驾车司机不宜服用、需振荡混合后服用等);⑧调剂药房的名称、地址和电话。

(7) 调配好一张处方的所有药品后再调配下一张处方,以免发生差错。

(8) 核对后签名或盖专用签章。

4. 中药处方调配的注意事项　中药调配步骤同西药调配,但在中药调配工作中应该注意以下内容:

(1) 收方时:要认真、全面审方,审查是否对症下药、有无配伍禁忌等内容。对不符合规定者要与处方医师联系,审方人员无权修改医师处方,更不可主观猜测处方内容。

(2) 配方时:①调剂人员应再次审方,选用相应的称量工具,有次序地进行调配;②所有中药饮片需符合药典或地方的炮制规范;③一方多剂时按等量递减、逐剂复戥的原则分剂量调配;④特殊处理药物无论是否具有脚注,都应按调剂规程处理;⑤毒麻药处方调配按有关规定执行;⑥核查是否有错配、重配、漏配与质量不合格现象。

(3) 发药时:①注意"四查十对";②向患者说明用法用量、煎煮方法及有无禁忌;③发药人签名。

（4）处方脚注包括先煎、包煎、后下、先煎等，需向患者说明使用方法。

（5）中药处方重量误差不得超过5%。

（6）学生进行中药处方调配时要求操作规范、动作熟练：①戥秤校秤正确，然后左手持秤，右手抓药，姿势规范；②调配药味熟练，姿势规范，无串味；③按等量递减法分药均匀，操作熟练，药品摆放整齐；④需特殊处理的药味处理正确，如大黄需后下、石膏需先煎等；⑤包装要求严密、美观、熟练。

（7）戥秤是中药调剂最常用的传统称量工具，属于单杠杆不等臂称量器具。戥秤的构造主要由戥盘、戥铊、戥杆、毫绳四部分组成。

戥秤的使用：①用左手虎口和示指、中指夹持戥杆，无名指、小指拢住戥绳。②戥盘靠近药斗，右手拉斗、抓药，手心向上将药取出，至戥盘上方翻手放药。③右手提毫使戥盘悬空，左手拇指、示指将戥铊绳移至所需的星上，左手稍离开戥杆，提戥齐目。戥杆水平说明称量准确，左手持戥，右手推斗、抓盘、倒药。

戥秤的保养：①轻拿轻放，避免盘、铊、杆、刀口碰撞损伤；②保持干燥洁净，避免金属部分生锈；③铊不离秤，秤杆平搭在盘上，将其放进专用的抽屉或不易碰撞的地方；④每年到标准计量单位检查1次戥秤等衡器，以保证准确。

戥秤的使用注意：①戥秤必须经过检定合格，不得破坏其准确度；②使用戥秤前要检查戥盘和戥铊的号码是否相符，然后再检查定盘星是否平衡；③称药前看准称取的分量，左手持戥杆，稳住铊线，右手取药放入戥盘内，用右手大拇指与示指捏起戥纽，左手将铊线在戥杆上移动到所称量的指数位置上，随即放开，举至齐眉，以检视戥星指数和所称药物是否平衡，如有差异增减药物至平衡为度；④称药结束后清洁戥秤。

5. 处方点评工作表

医疗机构名称： 点评人： 填表日期：

序号	处方日期（年月日）	年龄（岁）	诊断	药品品种	抗菌药（0/1）	注射剂（0/1）	国家基本药物品种数	药品通用名数	处方金额	处方医师	审核、调配药师	核对、发药药师	是否合理（0/1）	存在问题（代码）
1														
2														
3														
4														
5														
…														

续表

序号	处方日期（年月日）	年龄（岁）	诊断	药品品种	抗菌药（0/1）	注射剂（0/1）	国家基本药物品种数	药品通用名数	处方金额	处方医师	审核、调配药师	核对、发药药师	是否合理（0/1）	存在问题（代码）
总计				A=	C=	E=	G=	I=	K=				O=	
平均				B=						L=			P=	
%					D=	F=	H=	J=						

备注：

（1）有=1，无=0。B、D、F、H、J、L、P的计算结果保留小数点后一位。

A：用药品种总数；　　　　　　　B：平均每张处方用药品种数=A/处方总数；

C：使用抗菌药的处方数；　　　　D：抗菌药使用百分率=C/处方总数；

E：使用注射剂的处方数；　　　　F：注射剂使用百分率=E/处方总数；

G：处方中基本药物品种总数；　　H：国家基本药物占处方用药的百分率=G/A；

I：处方中使用药品通用名总数；　J：药品通用名占处方用药的百分率=I/A；

K：处方总金额；　　　　　　　　L：平均每张处方金额=K/处方总数；

O：合理处方总数；　　　　　　　P：合理处方百分率=O/处方总数。

（2）存在问题代码

1）不规范处方

1-1. 处方的前记、正文、后记内容缺项，书写不规范或者字迹难以辨认的；

1-2. 医师签名、签章不规范或者与签名、签章的留样不一致的；

1-3. 药师未对处方进行适宜性审核的（处方后记的审核、调配、核对、发药栏目无审核调配药师及核对发药药师签名，或者单人值班调剂未执行双签名规定）；

1-4. 新生儿、婴幼儿处方未写明体重或日、月龄的；

1-5. 西药、中成药与中药饮片未分别开具处方的；

1-6. 未使用药品规范名称开具处方的；

1-7. 药品的剂量、规格、数量、单位等书写不规范或不清楚的；

1-8. 用法用量使用"遵医嘱""自用"等含糊不清的字句的；

1-9. 处方修改未签名确认并注明修改日期，或药品超剂量使用未注明原因和再次签名的；

1-10. 开具处方未写临床诊断或临床诊断书写不全的；

1-11. 单张门（急）诊处方超过5种药品的；

1-12. 无特殊情况下，门诊处方超过7日用量，急诊处方超过3日用量，慢性病、老年病或特殊情况下需要适当延长处方用量未注明理由的；

1-13. 开具麻醉药品、精神药品、医疗用毒性药品、放射性药品等特殊管理药品处方未执行国家有关规定的；

1-14. 医师未按照抗菌药物临床应用管理规定开具抗菌药物处方的；

1-15. 中药饮片处方药物未按照"君、臣、佐、使"的顺序排列，或未按要求标注药物调剂、煎煮等特殊要求的。

2）用药不适宜处方

1-1. 适应证不适宜的；

1-2. 遴选的药品不适宜的；

1-3. 药品剂型或给药途径不适宜的；

1-4. 无正当理由不首选国家基本药物的；

1-5. 用法用量不适宜的；

1-6. 联合用药不适宜的；

1-7. 重复给药的；

1-8. 有配伍禁忌或者不良相互作用的；

1-9. 其他用药不适宜的情况。

3）出现下列情况之一的处方应当判定为超常处方

1-1. 无适应证用药；

1-2. 无正当理由开具高价药；

1-3. 无正当理由超说明书用药；

1-4. 无正当理由为同一患者同时开具2种以上药理作用机制相同的药物

【实训检测】

1. 该医院的抗菌药物使用率是否符合要求？有无抗菌药物不合理使用的现象？

2. 如何提高处方审查技能？

3. 影响西药调剂质量的因素有哪些？

4. 如何做好用药指导工作？

5. 中药调剂与西药调剂有什么不同？

6. 中药饮片调配操作包括哪几个环节？每一环节的具体操作要求是什么？

7. 简述戥秤的使用方法。

8. 中药调配称量的注意事项是什么？

【实训报告】

学生完成下列实训报告：

医院药品调剂实训

专业_____班级_____学号_____姓名_____分数_____

实训目的：

_____

步骤和方法：

1. 处方审核步骤

2. 西药调配步骤

3. 中药调配步骤

实验结果和分析：

1. 处方审核结果分析

2. 西药调配结果质量分析

3. 中药调配结果质量分析

启发及体会：

报告日期： 年 月 日 教师签名：

【实训评价】

医院药品调剂实训评价指标

姓名：_____　　　班级：_____　　　学号：_____

评价	项目	优	良	及格	不及格	得分
处方审核 （40分）	审核结果（20分）	20	16	12	8	
	处方错误类别（10分）	10	8	6	4	
	处方点评表（10分）	10	8	6	4	
西药调配 （30分）	调配步骤（10分）	10	8	6	4	
	调配结果（10分）	10	8	6	4	
	用药指导（10分）	10	8	6	4	
中药调配 （30分）	审核结果（10分）	10	8	6	4	
	调配结果（10分）	10	8	6	4	
	剂量误差（10分）	10	8	6	4	
合计得分						
存在的问题						
监考教师：				考核时间：		

（陈　昕）

第四章

静脉用药集中调配

静脉药物治疗是临床医疗工作中常用的给药方式和治疗手段,正确及时的给药措施能挽救患者的生命,促进患者的康复。一直以来,我国医疗机构的静脉用药调配是由护士在各疗区的治疗室中配置,暴露的环境对输液质量和医疗安全难以保障。采取临床静脉用药集中调配的方式,对加强药事管理、提高静脉用药的质量、保证静脉用药的有效安全使用具有重要的意义。

第一节 概述

静脉用药的药物直接进入体内静脉血液循环,药物起效快,能迅速发挥治疗作用,但是如果输液质量有问题或使用不当,就会导致不良反应的发生,严重的甚至危及患者的生命,利益与风险并存,所以应该对静脉调配技术及输液调配环境有严格的要求。进行规范科学的管理,才能保障成品输液质量,保证用药安全有效。因此,为了保障患者的用药安全和医疗机构医务人员的职业保护,提高药物治疗水平,促进静脉用药的合理应用,医疗机构有必要建立静脉用药集中调配中心。

一、概念

1. **静脉用药集中调配** 是指医疗机构药学部门根据医师处方或用药医嘱,经药师进行适宜性审核,由药学专业技术人员按照无菌操作要求,在洁净环境下对静脉用药物进行加药混合调配,使其成为可供临床直接静脉输注使用的成品输液的操作过程。静脉用药集中调配是医院药学部门药品调剂的一部分。

2. **静脉用药调配中心(室)** 为了提高静脉用药质量,促进药物合理使用,保障临床用药安全,现在许多医院的药学部门根据国家卫生健康委员会《静脉用药集中调配质量管理规范》的要求,设置了静脉用药调配中心(室)(pharmacy intravenous admixture service,PIVAS),采用了集中调配来供应静脉用药。PIVAS是在药学部门的统一管理下,由受过培训的药学和(或)护理人员严格按操作规程调配输液,集中调配的静脉用药包括肠外营养液、危害药品、抗生素药物等所有需要静脉给药的药品。

知识链接

静脉用药集中调配的国内外现状

美国俄亥俄州的州立大学医院早在 1969 年就建立了世界上第一所静脉用药调配中心，之后一些经济发达国家如英国、澳大利亚、加拿大、新加坡等地的医院也开展了这方面的服务。我国的第一个静脉用药调配中心于 1999 年在上海市静安区中心医院建立。虽然静脉用药调配中心在国内还是新事物，但经过十几年的发展，越来越多的医院已经或正在建立静脉用药调配中心。2010 年 4 月原国家卫生部颁布了《静脉用药集中调配质量管理规范》，将静脉用药集中调配中心的建立、推行和管理提高到相当重要的地位，并纳入规范化的轨道。

二、静脉用药集中调配的意义

静脉用药集中调配中心的建立，加强了药品使用环节的质量控制，更好地保障了患者用药的安全、有效和经济，实现了以患者为中心的药学服务新模式，使医院药学由原来的供应保障型转化成为技术服务型，提高了医院医疗的服务质量和管理水平。

1. **有利于保障成品输液的质量**　静脉用药调配中心（室）是严格按照《静脉用药集中调配质量管理规范》设计和建造的，调配临床治疗需要的成品输液要求在洁净的环境中进行，首先由药师进行医嘱的适宜性审核，再经过专门培训的药学专业人员调配混合药品，避免了环境和操作者对输液的污染，保障了药物在使用调配环节的安全，保证了临床用药的输液质量。

2. **发挥药师专长，提升合理用药水平**　药师在配药前对医嘱进行审核，审查其合理性。审核内容包括药物选择、溶媒选择及溶媒用体积、药物浓度的合理性、给药时间、给药方法的合理性、给药途径、药物配伍、药物使用的合理环境（包括是否需要避光）等。通过审核临床医嘱，指出不合理处方，能避免和减少不良反应的发生，提高了临床合理用药水平，保障了患者的用药安全。

3. **加强静脉输液调配人员的职业防护**　静脉用药调配中心建立后，使危害药物和抗生素等对配液操作人员有伤害的药物由传统开放式环境下调配，转入空气定向层流并相对负压的生物安全柜里调配，避免了职业暴露的危险，保护了医务人员免受危害药物的伤害，并且有利于保护环境、防止危害药物对环境的污染。

4. **提高医疗工作效率和管理水平**　静脉药物集中调配可以使医疗资源和人力资源相对集中。集中化和标准化的静脉输液调配便于药品的集中贮存和管理，能减少药品的浪费，降低医疗成本。同时能节省护理资源，让护理人员更多地服务于临床，进而可以提高护理质量。

点滴积累　∨

1. 静脉用药集中调配包括肠外营养液和危害药品、抗生素药物，甚至囊括所有需要静脉给药的药物调配，是医院药学部门药品调剂的一部分，也是药学服务的延伸。
2. 静脉用药调配中心（室）对促进药物合理使用，保障临床用药安全具有重要意义。

第二节　静脉用药调配中心（室）建设基本要求

静脉用药调配中心（室）的建立以《静脉用药集中调配质量管理规范》相关规定为依据，经卫生行政部门审核、验收、批准备案，方可建设使用。在静脉用药调配中心配制成品输液时，要求配置环境洁净，需要配备相应的设施和设备；调配输液的人员必须是经过培训的专业技术人员；严格的无菌操作规程以及相关的制度管理也是静脉用药安全的保障。

一、静脉用药调配中心的总体设计要求

1. 静脉用药调配中心（室）总体区域设计　设计要求布局应合理，各功能室的使用面积和设置应根据各医院的实际情况和工作量而确定，要能保证洁净区、辅助工作区和生活区的划分。不同区域之间的人流和物流出入走向要合理，不同洁净级别的区域之间应当有防止交叉污染的相应设施。

2. 静脉用药调配中心（室）功能分区　静脉用药调配中心（室）的洁净区、辅助工作区应当有适宜的面积和空间，摆放相应的设施与设备。洁净区包含一次更衣室、二次更衣室以及调配操作间；辅助工作区包括药品与物料贮存室、审方打印室、摆药准备区、成品核查区、包装区域和普通更衣室等功能室。药品配制操作间按照使用功能不同，分为危害药物调配操作间、肠外静脉营养液调配操作间和抗生素调配操作间等。

二、静脉用药调配中心（室）具体要求

1. 房屋环境及洁净区要求　室内要有足够的照明度，墙壁颜色应当适合人的视觉健康需求；顶棚、墙壁、地面应当平整、光洁、防滑，便于清洁，不得有脱落物；地面和墙壁所使用的建筑材料应当符合环保要求。

洁净区要设有温度、湿度、气压的监测设备，以及通风换气设施，保持静脉用药调配室的温度为 18～26℃、相对湿度为 40%～65%，保持一定量新风的送入，并维持正压差。抗生素类、危害药品静脉用药调配的洁净区和二次更衣室之间应当呈 5～10Pa 的压差。洁净区域要符合国家规定的洁净标准，并经法定检测部门检测合格后才可以投入使用。

各功能室的洁净级别要求：一次更衣室、洗衣洁具间为 10 万级；二次更衣室、加药混合调配操作间为万级；生物安全柜和水平层流操作台为百级。

其他功能室应当作为控制区域加强管理，非本室工作人员禁止出入。

知识链接

洁净室（区）空气洁净级别要求表

洁净度级别	尘粒最大允许数/m³（静态）		微生物最大允许数（静态）		换气次数	温度	湿度	压差
	≥0.5μm	≥5μm	浮游菌/m³	沉降菌/皿0.5h				
100级	3500	0	5	1	持续送入新风	18~26℃	45%~65%	不同级别>5Pa,洁净室（区）与室外大气>10Pa
10 000级	350 000	2000	100	3				
100 000级	3 500 000	20 000	500	10				
300 000级	10 500 000	60 000	1000	15				

2. 静脉用药调配中心药品、物料保管要求　药品、医用耗材和物料应储存在适宜的二级库，按其性质与储存条件要求分类定位存放，不能随意堆放在过道或洁净区内。按照《静脉用药集中调配操作规程》等有关规定贮存和养护药品。药品二级库、物料贮存库以及周围的环境和设施要能确保各类药品的质量，为保障安全储存，划分设置冷藏、阴凉和常温区域，库房的相对湿度为40%～65%。二级药库应当干净、整齐，要有与保证药品领入、验收、贮存、保养、拆外包装等作业相适宜的空间和设施。

3. 设备要求　静脉用药调配中心（室）需有相应的仪器和设备，用于静脉用药调配操作，保障成品输液的质量。设备的选型与安装应易于清洗、消毒和便于操作，要求设备应该定期维修和保养，并建立设备维护维修记录档案。

抗生素类和危害药品静脉用药调配使用百级生物安全柜；肠外营养液和普通输液静脉用药调配使用水平层流洁净台。静脉用药调配所使用的注射器等器具要求使用符合国家标准的一次性产品，临用前仔细检查包装，不得使用有损坏或超过有效期的器具。

4. 人员素质要求　静脉用药调配中心（室）的人员必须是经过专门培训并考试合格的药学专业技术人员，要树立以患者为中心的服务意识，了解静脉用药集中调配的目的、意义，具备药师的专业能力，严格遵守规章制度和标准操作规范，确保临床用药的安全有效。所有已经上岗的药学专业人员还应该定期进行体检和再培训，并建立培训考核档案和健康档案。

点滴积累 ╲

1. 静脉用药集中调配中心（室）建设和各项规章制度的建立应以《静脉用药集中调配质量管理规范》相关规定为依据。

2. 静脉用药调配操作间在洁净区，分为危害药物调配操作间、肠外静脉营养液调配操作间和抗生素调配操作间，洁净区域要符合国家洁净标准相关规定。静脉用药集中调配常用的设备是百级生物安全柜、水平层流洁净台等。

第三节　静脉用药集中调配工作内容

一、静脉用药集中调配工作流程

（一）静脉用药集中调配

1. 接收医嘱　临床医师根据患者的病情确定治疗方案，遵循安全、有效、经济的合理用药原则，开具处方（用药医嘱），病区按规定时间将患者次日需要静脉输液的长期医嘱（电子处方）经医院信息系统（HIS）传输至静脉用药调配中心（室）。

2. 处方审核　要求负责处方审核的药师逐一审核患者的静脉输液医嘱，确认其正确性、合理性与完整性。处方审核是指审方药师对通过医院信息系统（HIS）发送至静脉用药调配中心（室）的医嘱处方进行适宜性审核的药学服务过程。审方依据《药品管理法》以及《处方管理办法》的有关规定，对处方内容的适宜性进行科学审核和评价。

审核内容包括处方信息是否完整，药品的选择、药品的用法用量、给药的方式、溶媒的选择和用量、配伍是否合理（药物的稳定性、相容性、药物之间的相互作用）等，从而确保成品输液的质量，保障用药安全。如果发现不适宜处方，及时与医师或值班护士电话联系，反馈给临床医师进行修改调整。药师不得擅自修改处方，但对于有明显配伍禁忌或严重不合理用药的处方，药师可拒绝调配。审方药师对每天的审方情况要做书面记录。

3. 打印输液标签　药师将医师用药医嘱打印成输液处方标签（输液标签）。经审方药师审核后的医嘱，以病区为单位汇总，采用电子处方系统运作或采用同时打印备份输液标签方式，打印输液标签。输液标签上的内容包括患者姓名、性别、年龄、病区、床号、住院号、日期，以及药品名称、规格、用法用量、用药时间、批次等必要的信息。也可以在输液标签下部注明用药输液过程中的注意事项，如皮试、特殊滴速、避光滴注、特殊用药监护等内容。

打印标签时注意处方内容是否完整清晰，在更换标签用纸和色带前后，应双人核对输液标签的编号是否连续，以确保没有漏打和重复打印。

4. 贴输液标签　输液标签贴于输液袋（瓶）上，输液标签和备份输液标签应当随调配流程同步，由各岗位操作人员调配操作后签名或盖签章，备份输液标签保存1年备查。

贴签前准备好所需溶媒的种类和数量，注意将易混淆的溶媒分开放置；操作过程中必须要求操作者集中注意力，将输液标签整齐地贴在输液袋（瓶）上，不能覆盖输液袋（瓶）原始标签上的字迹标识，以便于其他环节查对。

5. 摆药　依据临床各科室日发药统计单，按输液标签所列的药品种类和用药时间顺序摆药，将药品放置于不同颜色（区分批次）的容器内，以方便调配操作。

根据输液标签内容如药品名称、规格、剂量进行摆药，摆放时注意检查药品完整无损，确认药品在有效期内，抗生素应批号一致，危害药品和需要特殊贮存（如冷藏）的药品等应单独摆放。摆药时应轻拿轻放，避免药物破损。摆放危害药品时必须戴一次性乳胶手套，做好安全防护。

6. **核对**　按操作规则,药师摆药应当每2人一组,严格实行双人核对制度。药学技术人员应当按输液标签对药品名称、规格、数量、有效期等进行复核,确定药品完整无损,确认无误后,摆药和复核人员在输液标签相应处签字盖章,才能传递进入洁净区混合调配间,将摆好药品的容器放至层流洁净操作台相应的位置,进行加药混合调配操作程序。

打印、贴签、摆药和核对是在医嘱处方审核完成后进行的,按照摆药程序的要求,将医嘱标签分疗区按药品种类和给药时间分类,为输液调配做准备。

未经审方药师审核的处方不得打印、贴签和摆药。贴签、摆药及核对时,各个步骤都应注意处方的合理性,发现问题及时与审方药师联系,确保打印处方和摆放药品正确无误。对高危药品和特殊用量的药品,将药品的调配用量计算结果和实际用量注明于标签。核对人员对摆发药品的正确性进行核对,以防止摆药错误。摆药和核对人员必须签字或签章确认,以示负责。

7. **加药调配**

(1) 静脉用药混合调配前,提前30分钟启动洁净区操作间和层流工作台的空气净化系统,保证洁净区状态稳定,室温为18~26℃、相对湿度为40%~65%,洁净区与非洁净区维持压差符合规定,操作人员记录并签名。

(2) 操作调配人员进入10万级洁净区(一更)更换专用鞋、清洁洗手(六步洗手法)、戴好发帽和口罩;进入万级洁净区(二更)穿洁净隔离服、手消毒、戴一次性无菌无粉末手套。

(3) 清洁操作台,用75%乙醇擦拭消毒层流洁净台,擦拭顺序为从上到下、从里到外。

(4) 混合加药前按输液标签核对药品名称、规格、数量、有效期等,确认摆放药品正确。选用适宜的一次性注射器,去除外包装,旋转针头连接注射器,针尖斜面要与注射器刻度处于同侧,将注射器垂直层流台边缘放置于洁净台内侧;用75%乙醇消毒输液袋(瓶)加药处,和消毒除去瓶盖的西林瓶胶塞或安瓿瓶颈,并在层流洁净台侧壁打开安瓿,避免朝向高效过滤器方向,防备药液喷溅到高效过滤器上;抽取药液时,注射器针尖斜面朝上,紧靠安瓿瓶口抽取药液,然后注入输液袋(瓶)中,轻轻摇匀。

溶解粉针剂时,用注射器抽取适量静脉用溶媒,注入粉针剂西林瓶内,必要时轻轻摇动(或置振荡器上)助溶,必须确认全部溶解后,用同一注射器抽出药液,注入输液袋(瓶)内,轻轻摇匀。

加药调配过程中,如果发现问题要及时报告和反馈,确认无误后方可继续调配。若加药时药品的理化性状出现变化,或有其他质量问题应立即报告岗位负责人,以便于妥善处理。调配后的成品输液和空安瓿按相应标签放置,以便于成品核对及药师核查。药师加药调配完成后要在输液标签上签字或盖签章。

8. **输液成品复核**　调配好的成品输液和空西林瓶、安瓿与备份输液标签及其他相关信息一并放入筐内,以供检查者核对。复核人员检查成品输液有无漏液、变色、沉淀、异物等现象,核对输液标签内容与所用输液和空西林瓶(安瓿)的药名、规格、数量等是否相符,各岗位操作人员是否签名齐全,确认后再次签字盖章。

9. **输液成品运送**　输液成品放置于密闭容器中包装,完成后由药工送达病区。

成品输液运送时,注意抗生素、危害药品、肠外营养液及其他输液分开包装,危害药品外包装上应有醒目的标识,成品输液送达病区要与临床护理人员有书面交接手续,互相签字登记。

（二）静脉用药集中调配工作流程

静脉用药集中调配工作流程见图4-1。

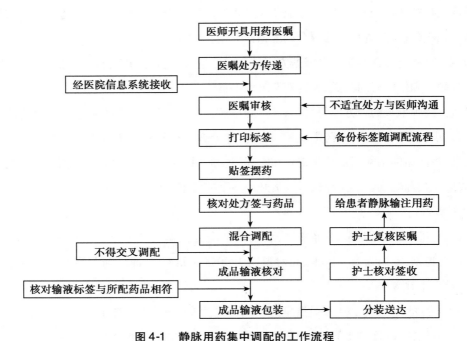

图 4-1　静脉用药集中调配的工作流程

知识链接

注射剂药物的配伍变化

由于临床治疗的需要，患者往往同时应用几种注射剂药物，但有时多种药物配伍使用时易发生变化而影响疗效，严重的甚至会产生毒性，给患者带来危害。所以正确合理地使用注射剂药物对于避免由于药物相互作用而发生配伍禁忌问题，避免药源性疾病的发生，保障临床用药安全是至关重要的。

配伍变化的主要类型包括物理的配伍变化和化学的配伍变化。物理变化常因为药物在混合后，在溶液体系中溶解度较小而析出沉淀。化学配伍变化的原因较复杂，主要产生的现象如下：

1. 变色　药物制剂配伍引起氧化、还原、聚合、分解等反应时，产生有色化合物而使得输液颜色发生变化。例如质子泵抑制剂注射用泮托拉唑钠所用溶解的溶媒如果 pH 低呈酸性，输液就发生颜色变化，所以推荐用偏碱性的生理盐水溶解。

2. 浑浊和沉淀　输液溶液中药物若配伍不当，可能会发生浑浊或沉淀的现象。产生原因比如输液的pH 改变、药物发生水解反应、生物碱盐药物配伍、无机药物复分解的发生都可能发生沉淀现象。

3. 药物疗效下降　由于药物制剂配伍后，可能在水溶液中性质不稳定，或者发生化学反应，使药物效价下降超过允许的安全范围。

4. 聚合反应　同种药物的分子相互结合成大分子的反应为聚合反应。聚合反应影响输液的正常使用，使疗效降低，聚合产生大分子，还使药物过敏反应的发生概率增加。

二、静脉用药集中调配的要求和注意事项

《静脉用药集中调配质量管理规范》中要求,肠外营养液和(或)危害药物静脉用药必须实行集中调配和供应。抗生素类药物的临床使用率较高,抗生素的合理调配关系到患者的治疗安全,在药品集中调配中同样需要加强质量管理和流程管理。

（一）危害药品的调配要求和注意事项

危害药品是指能产生职业暴露危险或者危害的药品,即具有遗传毒性、致癌性、致畸性或对生育有损害作用,以及在低剂量下即可产生严重的器官损伤或其他方面毒性的药品,包括肿瘤化疗药品和细胞毒性药品。

危害药品的配制环节发生疏漏会给操作人员和环境带来严重危害,所以建立危害药物安全操作规程尤为重要。

调配要求和注意事项如下:

1. 危害药物应注意包装完整和醒目。危害药物储存时应保持包装的完整性,并标识清楚易于识别,防止造成意外污染。

2. 正确选择和使用生物安全柜。所有的危害药品调剂工作均应在生物安全柜中完成,目前应用广泛的柜型为Ⅱ级 A 型生物安全柜。

3. 调配时应严格执行生物安全柜操作规程,操作台面使用一次性防护垫,同时拉下生物安全柜防护玻璃,前窗玻璃不可高于安全警戒线,以保证负压,并确保有毒物质的有效排放。

4. 正确使用防护衣、手套及其他保护工具。药物调配中要注意职业防护,正确使用防护衣、手套及其他保护工具;处理危险药物时应戴有过滤装置的口罩,必要时应戴眼罩。在生物安全柜中方便、合适的位置准备滴眼液或其代用品(生理盐水),便于药物溅入眼内时清洗。

5. 生物安全柜应定期进行消毒,保持清洁。

（二）抗生素的调配要求和注意事项

为了保证输液中药物的稳定性和相容性,抗生素药物需单独调配。调配要求和注意事项如下:

1. 抗生素的调配应在生物安全柜中完成。

2. 工作人员进洁净区时应按规定更换隔离衣、戴帽子和口罩、换鞋和洗手。

3. 配制前,核对标签内容与筐内摆放的药品是否相符。

4. 配制过程中,如只抽取部分药液,则必须注意在打印标签时特殊标明;药品西林瓶注入溶媒后,要求缓缓振荡至溶解完全。同时注意,有的抗生素(如注射用替考拉宁、注射用米卡芬净等)溶解时不能用力摇晃西林瓶和输液袋,防止不易消失的泡沫产生,影响药品剂量的准确。

5. 按说明书要求,严格掌握加药及静脉滴注时间。

6. 将加药调配完成的输液袋(瓶)、空西林瓶、空安瓿同时放入筐内(注意避免扎破输液袋),经传递窗传出后进行核对,调配和核对者都应在输液标签上签字确认。

知识链接

《医疗废弃物管理条例》相关知识

1. 医疗卫生机构和医疗废物集中处置单位应当采取有效措施，防止医疗废物流失、泄漏、扩散。

2. 医疗卫生机构应当及时收集本单位产生的医疗废物，并按照类别分置于防渗漏、防锐器穿透的专用包装物或者密闭的容器内。医疗废物专用包装物、容器应当有明显的警示标识和警示说明。

3. 医院建立严格的污物分类收集制度，所有废弃物都放入标有相应颜色的污物袋中，在装满 3/4 时由专职回收人员负责封袋运送。污物袋设置 3 种以上的颜色，黑色袋装生活垃圾，黄色袋装医用垃圾，利器盒装损伤性废物。分散的污物袋按时收集，每日运出病房或科室，污物袋外要有标签注明科室名称、日期等，并运往指定的贮存点。

4. 禁止在非贮存地点倾倒、堆放医疗废物，或者将医疗废物混入其他废物和生活垃圾中。

5. 使用后的一次性注射器，针头放入利器盒中，注射器针筒放入收集袋集中回收。

（三）肠外营养液的调配要求和注意事项

全胃肠外营养（total parenteral nutrition，TPN）是经静脉途径供应患者所需要的营养要素，包括热量（碳水化合物、脂肪乳剂）、氨基酸、维生素、电解质及微量元素。目的是使患者在无法正常进食的状况下仍可以维持营养状况、维持体重，促进创伤愈合。肠外营养液根据患者所需，将营养要素按一定的比例和速度以静脉滴注的方式直接输入患者体内。

调配要求和注意事项如下：

1. 注意调配时的药物配伍禁忌。在药剂生产和临床应用上，常将两种或多种药物或其制剂一起配伍，以达到预期的治疗目的。临床肠外营养制剂主要是各种注射用液体剂型的药物配伍，脂肪乳剂静脉注射液的平均粒径要求在 1 μm 以下，但由于它是一种乳液剂，其稳定性受诸多因素影响，故配伍应慎重，加入的药物往往容易影响乳浊液的稳定性，产生乳析、破裂、转相等现象。因此，营养液在调配加药混合过程中应格外注意。电解质不应直接加入脂肪乳剂中。

2. 对于混合液中物质的稳定性和相容性来说，混合配制的顺序尤其重要。

（1）将不含磷酸盐的电解质（如钠、钾、钙、镁）和微量元素（如安达美）加入氨基酸溶液中。

（2）将磷酸盐、胰岛素加入葡萄糖溶液中，并充分振荡混匀。

（3）将上述两种溶液转入 3L 静脉营养输液袋中。关闭静脉营养输液袋的所有输液管夹，然后分别将输液管连接到葡萄糖溶液和氨基酸溶液中，倒转这两种输液容器，悬挂在水平层流工作台的挂杆上，分别打开各自的输液管夹，待葡萄糖溶液和氨基酸溶液全部流入静脉营养输液袋后，关闭输液管夹，翻转静脉营养输液袋，使这两种溶液充分混匀。

（4）将脂溶性维生素加入脂肪乳中、水溶性维生素溶解后加入葡萄糖注射液中，操作过程需要避光。

（5）在终混前将氨基酸加到脂肪乳剂中或葡萄糖注射液中，以保证氨基酸对乳剂的保护作用，避免因 pH 改变和电解质的存在而使乳剂破裂。

（6）最后混合全部营养液于营养袋中,摇匀,将袋子中多余的空气排出后关闭输液管夹,套上无菌帽,备用。

3. 配制前将所用物品准备齐全,避免因多次走动而增加污染的机会。

4. 加入的液体总体积应大于1500ml,小于3000ml。现配现用,24小时内输完,最多不超过48小时,如不马上使用应放入4℃冰箱中冷藏保存。

5. 混合液中不要加入其他非营养要素的治疗药物(除已有资料报道或验证过的药物)。

6. 为了防止注射器中产生沉淀,对微量元素、水溶性维生素、脂溶性维生素、磷酸盐溶液及其他电解质溶液应使用独立的注射器,并根据药品选用适当型号的注射器。

7. 所有操作均应在水平层流工作台上进行,并严格按照无菌技术操作。

8. 配好的营养袋上应注明配方组成、床号、姓名及配制时间。

9. 调配人员签名后,送到成品间由药师检查核对。

10. 核对药师应仔细检查有无发黄、变色、浑浊、沉淀等现象出现,如有则需丢弃,核对结束后,将静脉营养输液袋装箱后送交临床疗区。

点滴积累 ⋁

1. 静脉用药集中调配的主要工作内容包括临床医师开具处方（用药医嘱）、处方审核、打印输液标签、按输液标签所列药品顺序摆药、输液标签核对、静脉用药混合调配、检查者核对、送达各疗区。

2. 《静脉用药集中调配质量管理规范》中要求,肠道外营养液和（或）危害药物静脉用药必须实行集中调配和供应。

第四节　静脉用药集中调配工作的管理

静脉用药调配中心(室)应建立完善各岗位的规章制度和职责规范,需要严格按照规程操作进行工作。为保证成品输液质量,给临床患者提供优质的药学服务,必须加强质量管理。

一、PIVAS 药品调剂人员管理

1. 药品调剂人员的专业技能要求　在静脉用药调配中心(室)工作的各级药学专业技术人员需经过相关的培训,考核合格方可上岗。培训内容包括职业道德、相关的法律法规,以及基础理论知识、配液调配的标准操作规范和各项管理制度,确保临床用药安全、合理、有效。

按照《静脉用药集中调配质量管理规范》规定,负责摆药、加药混合调配、成品输液核对的人员,可由药士以上药学专业技术职务的人员承担。药学专业技术人员替代以前由护理人员承担完成的输液调配工作,必须掌握无菌操作技术,能按照标准操作规范（SOP）进行调配,确保成品输液的质量。

审方药师由具有药学专业本科以上学历、5年以上临床用药或调剂工作经验、药师以上专业技术职务的人员担任。

2. 药品调剂人员的着装要求　调配间工作人员着装要求必须有专用的鞋套或专用的工作鞋，工作服套帽要盖住头发，要穿紧袖口高领工作衣裤或连体工作服；工作服材质要求不能脱落纤维、不产尘、不产生静电。洁净区调配间工作人员必须戴无尘灭菌手套，穿隔离衣，戴帽和口罩。

3. 药品调剂人员的行为要求　进入调配中心前必须卸妆，不得将手表、手机和首饰带入洁净区，不得有可见伤口，不得留长手指甲，不得在洁净室内吃饭和喝水，患传染性疾病的工作人员不得进入洁净区。严格控制进入洁净区的人员数量，未经主管人员同意不得擅自进入。避免不必要的走动，不得大声喧哗，不得快速移动，操作过程中严禁随意走动或离开，以确保调配工作的连续性，保证调配质量。

二、PIVAS 药品物料及设备管理

静脉用药调配中心（室）要建立与医院信息系统（HIS）相联系的信息流程，以保证临床科室录入的用药医嘱直接传送到调配中心，实现完全信息化管理，包括药师对处方的审核、处方的标签打印以及患者用药的收费、药品的账目管理等。

根据医嘱所打印的输液标签属于重要的医疗文件，要求标签包含的医疗信息要全面，其内容应当符合《处方管理办法》有关规定，包括患者与临床疗区的基本信息、医师用药医嘱信息、其他特殊注意事项以及静脉用药调配各岗位操作人员的签名信息等。

1. 静脉用药调配所需的药品与物料管理

（1）药品及物料的请领、保管与养护应当有专人负责。

（2）静脉用药调配中心应按《药品管理法》的有关规定，建立药品管理相关制度并遵守执行。建立药品的领用、进库验收、储存和保管、药品库维护、药品破损等相关管理制度。

（3）静脉用药调配中心的物料管理要求药品与非药品分开。药品应按其性质和种类分别定位存放，先进先出，确保药品的合理储藏和使用，控制存放药品区域的温度、湿度，按有关规定贮藏高危药品、危害药品。

（4）根据需求请领一次性注射器、消毒用品、包装容器和其他消耗品，并按规定储存和使用。

（5）物品须经专用通道，在缓冲拆包区拆去外包装之后方可进入调配中心，进入调配间须由传递窗送入。

（6）洁净区内的物品存放数量应尽量控制在最小范围内。

（7）调配后的空瓶、注射器等物品应分类放置于规定的塑料袋内，按有关规定进行处理，化疗药物调配后的废弃物品按医疗废弃物有关规定执行，生活垃圾与医疗废品分开处理。

2. 静脉用药调配中心设备的维护要求

（1）静脉用药调配中心所购置的设备应经过国家权威部门认证，生产厂家要具有国家有关部门颁发的生产许可证。

（2）建立设备管理的各项规章制度，制定标准操作规程，设备要专人管理，定期进行测试和评估，并做好维护和保养记录。

（3）净化空调机组的正常运行是静脉用药调配中心良好运转的保证。应定期对净化空调机组进行检修，延长使用寿命，避免意外停机而影响调配中心的正常运转。空调系统里的高效过滤器要定期进行风量、微粒、微生物的检测。

（4）洁净区定期更换空气过滤器，检测达到规定的洁净度并验收合格后方可使用，同时要有验证记录。

3. 净化层流工作台设备的维护　静脉用药集中调配中心的净化层流工作台主要分为两类：生物安全柜和水平层流洁净台。这两类设备均能够提供百级的层流工作环境，而且是药品调剂的主要工作环境，因此调配设备的维护管理非常必要。

（1）生物安全柜的维护：生物安全柜属于垂直层流台。通过层流台顶部的高效过滤器，可以过滤 99.99% 的直径为 $0.3\mu m$ 以上的微粒，使操作台空间形成局部 100 级的洁净环境，并且通过工作台面四周的散流孔回风形成相对负压。在操作开始前，用 75% 乙醇溶液对生物安全柜内部进行全面的消毒。药品配制结束后，以从里向外的顺序将生物安全柜内部进行全面的消毒。每月对生物安全柜做 1 次沉降菌检测。每年应当对生物安全柜进行各项参数的检测，以保证生物安全柜的运行质量，并保存检测报告。

（2）水平层流洁净台的维护：从水平层流洁净台吹出来的空气是经过高效过滤器过滤的，可除去 99.99% 的直径为 $0.3mm$ 以上的微粒，并确保空气的流向及流速。配制操作前，用 75% 乙醇擦拭进行全面消毒。调配结束后，应当彻底清场，先用常水清洁，再用 75% 乙醇擦拭消毒。避免任何液体物质溅入高效过滤器，否则高效过滤器容易产生破损和滋生细菌。

水平层流洁净台每周应当做 1 次动态浮游菌检测。每年应对水平层流洁净台进行各项参数的检测，以保证洁净台的运行质量。

加药调配抗生素类药物和危害药物必须在生物安全柜中进行；肠外营养液和其他药物的配制需要在层流洁净台中进行。配制药物采用不同的层流方式，确保无交叉污染，保护操作人员的安全。

三、建立标准工作规程及文件归档

1. 建立标准工作规程　静脉用药调配中心制定管理文件要符合国家相应的法律、法规和规章的要求。保障质量管理应建立标准操作规程，包括无菌技术操作规程、洁净区保洁操作规程、层流台操作规程、生物安全柜操作规程，以及药品请领保管工作制度、审方工作制度、药品调剂操作规程、成品输液发放管理制度及清场工作制度等。根据《医疗废弃物管理条例》制定废弃物处理管理制度，按废弃物性质分类收集，由医院负责统一处理。

2. 工作文件归档留存　医师为患者开具的医嘱（处方）以及静脉用药调配记录等文件应保存 1 年备查。医嘱处方要定点存放，不得丢失，不得涂改和损坏，用后要放回原处。审方药师审核用药医嘱的适宜性，建立审方记录，记载不适宜处方的问题和修改建议，并归档保存。

静脉用药调配中心要有相关设施设备检测、使用和维修保养文件记录；洁净区每月应当定时检测空气中的菌落数，并记录备查。建立药学专业技术人员技术培训、考核和继续教育的规章制度，保存档案记录。

点滴积累 ᐯ ....

1. 在静脉用药调配中心（室）工作的各级药学专业技术人员需经过相关培训，考核合格方可上岗；审方药师要由具有药学专业本科以上学历、5 年以上临床用药或调剂工作经验、药师以上专业技术职务的人员担任。

2. 静脉用药调配中心应按《药品管理法》《处方管理办法》等国家的有关规定，建立药品管理相关制度并遵守执行。

目标检测

一、选择题

（一）单项选择题

1. 静脉用药调配中心的洁净区对温度和相对湿度的要求分别是（　　）

    A. 18 ~ 26℃ ;40% ~ 65%　　　　　　　　　B. 10 ~ 20℃ ;30% ~ 75%

    C. 4 ~ 8℃ ;30% ~ 60%　　　　　　　　　　D. 10 ~ 30℃ ;25% ~ 65%

    E. 5 ~ 20℃ ;25% ~ 90%

2. 生物安全柜做 1 次沉降菌监测的周期为（　　）

    A. 每月　　　　　B. 3 个月　　　　　C. 1 周　　　　　D. 半年　　　　　E. 1 年

3. 抗生素静脉用药的配制应该（　　）

    A. 在水平层流洁净台中进行　　　　　　　B. 在生物安全柜中进行

    C. 在开放的环境中进行　　　　　　　　　D. 在病区治疗室内进行

    E. 在处置室进行

4. 静脉用药调配中心的调配加药人员应该是（　　）

    A. 接受岗位专业知识培训并经考核合格的药学专业技术人员

    B. 药学专业毕业实习人员

    C. 专业护理人员

    D. 所有药学专业人员

    E. 执业药师

5. 肠外营养液的调配要求在（　　）

    A. 水平层流洁净台　　　　　　B. 病区治疗室　　　　　　　　C. 安静开放的区域

    D. 控制区域　　　　　　　　　E. 处置室

6. 关于静脉用药集中调配中心的建设要求正确的描述是（　　）

    A. PIVAS 建设选址时不必考虑远离污染源

    B. PIVAS 设计布局应该考虑建有淋浴间

    C. 不同区域之间的人流和物流出入走向要合理,不同洁净级别的区域之间应当有防止交叉污染的相应设施

D. 传递窗不必双向互锁

E. 可以建在半地下室

7. 目前广泛应用的生物安全柜的类型为(　　　)

A. 任意型号　　　　　　B. Ⅱ级 B 型生物安全柜　　　C. Ⅲ级生物安全柜

D. Ⅱ级 A 型生物安全柜　　E. 一级生物安全柜

8. 抗生素类、危害药品静脉用药调配的洁净区和二次更衣室之间呈(　　　)

A. 5~10Pa 的压差　　　　B. 1Pa 的压差　　　　C. 10~15Pa 的压差

D. 2Pa 的压差　　　　　E. 30Pa 的压差

（二）多项选择题

1. 建立静脉用药调配中心的意义是(　　　)

A. 在洁净的环境中配制,保障静脉用药的质量安全

B. 防止危害药品的职业伤害

C. 药师预先审核医嘱,减少不适宜用药

D. 集中配制统一管理,提高医疗管理水平

E. 节省护理资源

2. 肠外营养液的基本组成包括(　　　)

A. 氨基酸　　　　　　B. 脂肪乳剂　　　　C. 糖类

D. 维生素、电解质　　　E. 微量元素、水

3. 危害药品配制应该注意(　　　)

A. 使用生物安全柜

B. 重视操作者的职业防护

C. 人员培训上岗

D. 危害药品调剂后的西林瓶、安瓿要单独置于适宜的包装中,以供核查

E. 使用过的一次性注射器、手套、口罩及检查后的西林瓶、安瓿不可随意处置,应按相关规定统一处理

4. 静脉用药调配中心洁净标准的要求是(　　　)

A. 一次更衣室、洗衣洁具间为 10 万级

B. 二次更衣室、加药混合调配操作间为万级

C. 层流操作台为百级

D. 控制区加强管理

E. 洁净区应当持续送入新风,并维持正压差

5. 审核处方或用药医嘱发现错误时应(　　　)

A. 及时与处方医师沟通,请其调整并签名

B. 因病情需要的超剂量等特殊用药,医师应当再次签名确认

C. 对用药错误或者不能保证成品输液质量的处方拒绝调配

D. 由药师进行适当调整修改

E. 报告上级药师调整

6. 打印输液标签时的注意事项描述正确的是(　　　)

A. 打印没经过审方药师审核的输液标签

B. 打印时注意处方的内容完整清楚

C. 同时打印备份输液标签

D. 标签下部注明输液时的注意事项

E. 更换标签用纸和色带前后,应双人核对,确保不漏打、不重复

7. 避免摆药错误的有效措施是(　　　)

A. 摆药人员要精神集中

B. 实行双人核对制

C. 对于看似、听似的药品进行标识提醒

D. 摆药过程中出现异常情况,应立即停止摆药,马上上报并查明原因

E. 摆药时注意轻拿轻放

8. 输液贴签时应做到(　　　)

A. 将输液标签整齐地粘贴到输液袋(瓶)上面

B. 将输液标签覆盖住原有标签

C. 操作时集中注意力,避免操作失误

D. 输液标签与备份标签随调配流程同步

E. 注意易混淆的溶媒分开放置

二、简答题

1. 简述肠外营养液的配制步骤。

2. 简述静脉用药集中调配中心药品调剂的主要流程。

ER-04章习题

（赵　珉）

ER-实训二PPT

实训二　静脉用药集中调配实训

【实训目的】

1. 熟悉静脉用药调配中心的基本工作流程。

2. 掌握无菌操作技术。

3. 掌握静脉用药加药混合调配操作规程。

【实训内容】

1. 实训用品和环境

（1）模拟医院静脉用药集中调配中心（室）：环境和设备（模拟生物安全柜、水平层流台）；用品包括药品（生理盐水、5% 葡萄糖注射液、其他医嘱用药）、75% 乙醇、物料（一次性 20ml 注射器、隔离衣、口罩、帽子和手套）；医院静脉用药常见处方若干组（合理处方和不合理处方）。

（2）医院静脉用药集中调配中心（室）实地实训。

2. 实训方法和步骤

（1）实训方法：学生分组，每 10 人一大组，每 2 人一小组，每一大组将进行静脉用药集中调配的 5 项任务的训练。带教老师 2 位，教师在静脉用药处方组选择一个静脉用药的处方，为学生布置静脉用药集中调配的任务。

（2）实训步骤

任务1 处方审核

处方审核要按照《处方管理办法》有关规定，执行落实"四查十对"，查处方，对科别、姓名、年龄；查药品，对药名、剂型、规格、数量；查配伍禁忌，对药品性状、用法用量；查用药合理性，对临床诊断。

任务2 打印标签、贴签摆药、标签管理操作

通过模拟网络信息服务（NIS）系统接收用药医嘱信息，将用药医嘱打印成输液处方标签，同时打印备份输液标签。输液标签上注明患者姓名、病区、床号、病历号、日期及药品名称、剂量、用药频次等相关信息。

任务3 静脉用药的混合调配

1）选用适宜的一次性注射器，撕开外包装，旋转针头连接注射器，确保针尖斜面与注射器刻度处于同一方向，将注射器垂直放置于操作台上。

2）用 75% 乙醇消毒输液袋（瓶）的加药处，放置于操作台的中央区域。

3）用 75% 乙醇消毒安瓿瓶颈或西林瓶胶塞，并在操作台侧壁打开安瓿，避免对着高效过滤器打开，防止药液喷溅到高效过滤器上。

4）抽取药液时注射器针尖斜面应朝上，紧靠安瓿瓶颈口抽取药液，注入输液袋（瓶）中，轻轻摇匀。

5）粉针剂需用注射器抽取适量静脉注射用溶媒，注入粉针剂的西林瓶内，必要时可轻轻摇动（或置振荡器上）助溶，完全溶解混匀后，用同一注射器抽出药液，注入输液袋（瓶）内，轻轻摇匀。

6）调配结束后，再次核对输液标签与所用药品名称、规格、用量，准确无误后，调配操作人员在输液标签上签名，并将调配好的成品输液和空西林瓶、安瓿与输液标签一并放入筐内，以供复核者核对。

7）通过传递窗将成品输液送至成品核对区，进行成品核对包装程序。

8）输液调配操作完成后，应立即清场，用清水或 75% 乙醇无纺布擦拭台面，除去残留药液，不得留有与下批输液调配无关的药物、余液、注射器和其他物品。

任务4 成品输液核对

1）成品输液的核对应按输液标签的内容逐项核对，检查所用输液和空西林瓶、安瓿的药名、规格、用量等是否与医嘱相符;核检非整瓶(支)用量的患者的用药剂量和标识是否相符;各岗位操作人员签名是否齐全;空安瓿等废弃物按规定进行处理。

2)确认无误后核对者应当签名或盖章。

任务5　成品输液包装与发放

经核对合格的成品输液用适宜的塑料袋包装,按病区分别整齐放置于有病区标记的密闭容器内。危害药品的外包装上要有醒目的标记。

【实训注意】

1. 处方审核注意事项

(1)了解患者的基本医疗信息,包括年龄、性别、体重以及疾病诊断。

(2)审核选用溶媒的适宜性和相容性;给药途径和用法用量;确认输液内加入药物的浓度、滴速;给药时间和频次以及疗程;是否有重复用药;使用抗生素药物,审核是否符合《抗菌药物临床应用指导原则》,确认过敏试验是阴性;确认药物之间配伍的适宜性;输液包装的适宜性。

(3)特别注意高危药品的使用,如氯化钾、胰岛素、抗肿瘤药物等。

2. 打印标签、贴签摆药、标签管理操作注意事项

(1)输液标签贴于输液袋(瓶)上,粘贴时注意整齐,不得覆盖原始标签。

(2)备份输液标签随同调配流程,遵照医嘱摆药,药师在摆药准备或者调配时需特别注意如用药浓度换算、非整瓶(支)使用药品的实际用量等问题,并做提示性注解标记。

(3)输液标签和摆好的药品按处方性质和用药时间顺序排列后,放置于不同颜色(区分批次)的容器内,摆药操作人员签名或盖章后,待调配操作。

3. 静脉用药集中调配操作注意事项

(1)静脉用药调配所用的药物如果不是整瓶(支)用量,则必须在输液标签上明显标识提示注意以便于校对。

(2)若有2种以上的粉针剂或注射液需加入同一输液中时,必须严格按药品说明书要求和药品性质顺序加入;对肠外营养药和某些特殊药物的调配应制定相关的加药顺序操作规程。

(3)调配过程中,要严格按照无菌操作规程和静脉用药集中调配操作规程执行,发现任何问题及时报告。如果输液出现异常或对药品配伍、操作程序有疑点时应停止调配,报告老师,临床工作时当班负责药师应查明原因,并与处方医师协商调整用药医嘱。

4. 成品输液核对注意事项

(1)成品输液核对时注意检查输液袋(瓶)的外观,有无裂纹,输液应无沉淀、变色、异物等;如发现问题或调配错误应立即检出,待相关人员确认并纠正。

(2)核对时特别注意儿童患者用药,对应其标签重点核对给药剂量、溶媒体积。

5. 成品输液包装与发放注意事项

(1)成品输液包装发放前必须经过核对程序,未有核对签名的输液不得包装。

(2)输液包装注意普通输液、抗生素药物、肠外营养液按科室分类包装,危害药物单独包装。

(3)特别注意需要避光的输液必须加黑色避光袋。

【实训检测】

1. 处方审核

（1）处方审核的具体内容有哪些？应注意哪些问题？

（2）对于不适宜处方如何处理？怎样与临床医师沟通？

2. 打印标签、贴签摆药、标签管理操作

（1）打印输液标签时应注意哪些问题？

（2）什么情况下要在标签上特殊加注提示？

（3）摆药工作的实施细则是什么？

3. 静脉药物的混合调配

（1）无菌技术操作规程是什么？

（2）静脉输液加药调配的具体操作规程有哪些？

4. 成品输液核对

（1）核对工作实施细则、注意事项是什么？

（2）如果发现有问题的输液该怎样处理？

5. 成品输液包装与发放 成品输液包装和发放的工作规则有哪些？注意事项又有哪些？

【实训报告】

静脉用药集中调配实训

专业_____班级_____学号_____姓名_____分数_____

实训目的：

步骤和方法：

1. 静脉用药调配处方

2. 实训步骤方法

实验结果和分析：

1. 处方审核报告（分析处方是否合理）

2. 贴标签、摆药（打印标签内容）

3. 静脉药物的混合调配情况

4. 成品输液核对情况

5. 成品输液包装与发放情况

启发及体会：

报告日期： 年 月 日 教师签名：

【实训评价】

静脉用药集中调配实训评价指标

姓名：_____　　班级：_____　　学号：_____

评价	项目	优	良	及格	不及格	得分
审核医嘱处方 （30分）	审核处方能力（20分）	20	16	12	11	
	与临床沟通能力（10分）	10	8	6	5	
贴签摆药方法 （10分）	贴签摆药情况（10分）	10	8	6	5	
静脉用药混合加药调配 （50分）	无菌技术操作情况（20分）	20	16	12	11	
	调配操作规范运用（30分）	30	24	18	17	
成品输液核对包装 （10分）	核对成品输液（10分）	10	8	6	5	
合计得分						
存在的问题						
监考教师：		考核时间：				

（赵　珉）

第五章

医院制剂

导学情景 ∨ ··

情景描述:

3 年前,刘先生感染急性扁桃体炎,由于当时没有及时治疗,导致炎症转为慢性,至今反复发作,严重影响了正常的工作与生活。辗转多家医院,尝试中西医各种治疗后效果不佳,再加上刘先生体质较弱,缺乏锻炼,不得已想要选择手术摘除扁桃体进行根治。偶然的机会,听闻一家中医院自己配制的中药丸剂具有疗效,经过长期的服用后,扁桃体炎再无反复发作,恢复了正常的工作与生活。刘先生服用的药就是该中医院一位老中医祖传的秘方,该药丸具有泻火解毒、清热化痰、活血止痛、消肿利咽之功效,尤其对上呼吸道感染所致的慢性扁桃体炎症有独到的治疗效果,口含服效果更佳。

学前导语:

医院制剂是能密切配合临床和特殊需要的制剂,制备药厂没有生产或者供应不足,或由于质量不稳定不宜生产的品种,为药厂生产药品提供了有益的补充。本章节带领大家学习医院制剂的特点、分类和常见医院制剂的配制以及医院制剂的检验方法、标准、程序等内容。

医院制剂是指医疗机构为满足本单位的临床、科研及教学需要,经批准而常规配制,供院内使用的固定处方制剂,是对市售药品的补充。经省、自治区、直辖市药品监督管理部门批准后,也可以在指定的医疗机构之间调剂使用,但不得在市场销售。

配制医院制剂的医疗机构必须取得《医疗机构制剂许可证》。配制医疗机构制剂的机构与人员、厂房与设施、设备与物料、卫生等必须符合《药品生产质量管理规范》(GMP)、《医疗机构制剂配制质量管理规范》的相关要求。医疗机构配制制剂,必须经国务院药品监督管理部门批准,并发给批准文号后,方可配制。

第一节　概述

一、医院制剂的特点和分类

(一)医院制剂的特点

1. 自配、自检、自用　医院制剂必须是医院制剂室自行配制,由医院药检室负责检验,检验合格后,凭医师处方只限于在本单位供应使用,不得在市场销售或变相销售。

2. 配制品种受限制 配制品种必须是临床需要而市场无供应或供应不足的药物制剂。配制的制剂一般情况下是医疗机构在长期的医疗实践中总结出来的经验处方或协定处方，是处于保密或正在申请专利的制剂；市场没有供应，需要由本院配制；部分承担科研或（和）教学任务的医院，对于在科研和（或）教学中需要的部分药物可以自己配制；若同时作为学生的实习基地，还必须满足学生在制剂岗位实习的需求；部分药品因有效期短、使用量少等原因，市场生产量较少，需要由医院内部配制制剂。生物制品、保健品不能作为医院制剂。

3. 批准文号 医疗机构配制制剂必须按照国务院药品监督管理部门的规定报送有关资料和样品，经所在地省、自治区、直辖市人民政府药品监督管理部门批准，并发给制剂批准文号后，方可配制。

4. 医院制剂配制的范围 医疗机构配制的制剂应当是本单位临床需要而市场上没有供应的品种，也就是在我国没有取得生产批号的品种。

知识链接

医疗机构制剂的配制范围

有下列情形之一的，不得作为医疗机构制剂申报：

1. 市场上已有供应的品种。

2. 含有未经国家药品监督管理局批准的活性成分的品种。

3. 除变态反应原外的生物制品。

4. 中药注射剂。

5. 中药、化学药组成的复方制剂。

6. 麻醉药品、精神药品、医疗用毒性药品、放射性药品。

7. 其他不符合国家有关规定的制剂。

（二）医院制剂的分类

医院制剂一般可分为普通制剂、无菌制剂和中药制剂 3 类。若按照配制时依据的药品标准及使用目的不同，又可将医院制剂分为标准制剂、非标准制剂和临时制剂 3 类。标准制剂是按国家标准生产的制剂；非标准制剂指按医疗单位自行制定的制剂处方、工艺、质量标准等生产的制剂；临时制剂指医疗单位临床试用或科研用的新制剂。

知识链接

医院制剂的发展现状

医院制剂在制药工业欠发达时期为广大人民群众防病治病发挥了重要的作用。随着制药工业的发展以及《药品管理法》的实施，在全国范围内进行了多次的医院制剂管理整顿和换证工作，医院制剂室的数量和规模明显缩小，实现了由"供应保障型"向"技术开发型"的转变。

目前，我国现存的医院制剂室大多集中在县级以上医院，硬件和软件建设已有了明显的进步，多数医院制剂室已停止配制大容量注射剂等灭菌制剂，主要以配制普通制剂为主，医院制剂以中药品种居多，特别是常年治疗疑难病、常见病的特色制剂。依据《医疗机构制剂配制监督管理办法》（试行）开展制剂配制业务。

二、配制医院制剂应具备的基本条件

配制医院制剂的医疗机构,必须取得省、市、自治区、直辖市人民政府药品监督管理部门颁发的《医疗机构制剂许可证》。配制医疗机构制剂的机构与人员、厂房与设施、设备与物料、卫生等必须符合《药品生产质量管理规范》(GMP)、《医疗机构制剂配制质量管理规范》的相关要求。医疗机构配制制剂必须按照国务院药品监督管理部门批准,并发给批准文号后,方可配制。

（一）医疗机构制剂配制的基本要求

《药品管理法》的相关内容如下:

第二十二条　医疗机构必须配备依法经过资格认定的药学技术人员。非药学技术人员不得直接从事药剂技术工作。

第二十三条　医疗机构配制制剂,须经所在地省、自治区、直辖市人民政府卫生行政部门审核同意,由省、自治区、直辖市人民政府药品监督管理部门批准,发给《医疗机构制剂许可证》。无《医疗机构制剂许可证》的,不得配制制剂。

第二十五条　医疗机构配制制剂,应当是本单位临床需要而市场上没有供应的品种,并须经所在地省、自治区、直辖市人民政府药品监督管理部门批准后方可配制。配制的制剂必须按照规定进行质量检验;合格的,凭医师处方在本医疗机构使用。特殊情况下,经国务院或者省、自治区、直辖市人民政府的药品监督管理部门批准,医疗机构配制的制剂可以在指定的医疗机构之间调剂使用。

医疗机构配制的制剂,不得在市场销售。

（二）医疗机构制剂配制的具体要求

《医疗机构制剂配制质量管理规范》(GPP)(试行,以下简称《规范》)中规定:

1. 机构和人员　医疗机构若配制制剂,就应建立制剂室、药检室和质量管理组织,并编配合适和足够的人员。明确医疗机构负责人对本《规范》的实施和制剂质量负责,制剂室和药检室的负责人不得互相兼任,应具有大专以上药学或相关专业学历。

2. 房屋与设施　对制剂室的外环境、房屋面积、布局提出要求,特别对中药材的前处理和提取浓缩、工艺粉尘多的工序及洁净室等提出了要求。

3. 设备管理　制剂和药检设备应与所配制的制剂品种和剂型相适应,与药品直接接触的设备表面应光滑平整、易于清洗,并且不得与药品发生化学变化和吸附、污染药品,各种设备应有管理制度,制定标准操作规程,并有合格标志。

4. 物料管理　严格管理物料,制订登记制度,物料应符合药用要求或有关标准,按要求分类存放。制剂的标签和使用说明书有专人管理,其内容与药品监督管理部门批准的式样一致,不得随意更改。

5. 卫生管理　包括环境卫生、工艺卫生、个人卫生。制剂室应有卫生管理制度和防污染措施,配制间和制剂设备应有清洁规程,洁净室定期消毒,并对工作服的质量、清洗及对配制人员提出了要求。

6. 文件管理　制剂室应有省级药品监督管理部门的批准文件和监督检查记录,应有配制管理、质量管理的各项制度和记录,规定制剂的配制管理和成品质量管理的主要文件和要求。

7. 配制管理 强调配制规程和标准操作规程不得随意修改。提出了"批"的概念,要求每批制剂应检查投料和产出物料的平衡情况,应有完整的批记录。并提出防止污染和混药的措施。每批制剂配制完毕必须清场。

8. 质量管理和自检 强调质量管理组织负责制剂配制全过程的质量管理,药检室负责制剂配制全过程的检验。列出了质量管理组织、药检室的主要职责。制剂检验合格后,由质量管理组织负责人审查配制全过程记录,并决定是否发放使用。质量管理组织应定期组织自检,应当记录并写出自检报告。

9. 使用管理 强调医疗机构制剂应规定使用期限,制剂配发必须有完整的记录,提出了制剂在使用过程中出现质量问题时的处理方法。还提出制剂使用过程中发现的不良反应,应按《药品不良反应监测管理办法》的规定予以记录,填表上报。

点滴积累 ╲

1. 医院制剂是指医疗机构根据本单位的需要经批准而配制、自用的固定处方制剂。
2. 医院制剂一般可分为普通制剂、无菌制剂和中药制剂 3 类。
3. 医疗机构配制的制剂不得在市场销售。配制的制剂必须按照规定进行质量检验;合格的,凭医师处方在本医疗机构使用。
4. 配制医院制剂的医疗机构,必须符合《药品管理法》《药品生产质量管理规范》(GMP)、《医疗机构制剂配制质量管理规范》的相关要求。
5. 医疗机构配制的制剂必须是本单位临床需要而市场上没有供应的品种。

第二节 常用医院制剂

一、普通制剂

普通制剂是医疗机构配制的主要制剂,通常指除灭菌制剂以外的西药制剂,具有剂型多、品种多、产量小、使用周期短、供应及时、与临床结合紧密等特点。根据普通制剂的剂型特点与生产工艺,可将普通制剂分为液体制剂、半固体制剂及固体制剂 3 类。

(一) 普通制剂室的组成

普通制剂室应按生产任务配备相应的工作用房和仪器设备,并应有具备大专以上药学学历(或具有主管药师以上技术职称)的药师担任负责人。内服与外用制剂应分室配制、分室包装、分室保管,内服与外用制剂的原料应分室或分柜保管,内服与外用制剂的用具亦不得混用。配制分装眼用制剂必须设净化台或室。配制间和分装间应有防尘、防蚊蝇设施。

(二) 普通制剂的主要剂型

1. 片剂 系指药物与适宜的辅料混匀压制而成的圆片状或异形片状的固体制剂。近年来由于片剂生产技术、新辅料和新剂型不断涌现,如缓释片、控释片、泡腾片等,使片剂的生产工艺有了很大的发展。

2. 膏剂　系指药物与适宜基质制成的均匀的半固体外用制剂,用乳状液型基质制成的软膏剂称为乳膏剂,多用于皮肤黏膜或创面。常用的制备方法有研和法、熔和法和乳化法 3 种。常用的制剂有防晒露、地塞米松软膏等。

3. 栓剂　系指药物与适宜基质制成的供腔道给药的固体制剂,根据施用腔道的不同,分为直肠栓、阴道栓和尿道栓等,也可分为普通栓和持续释药的缓释栓。常用的制法有热熔法和冷压法。常用的栓剂有双氯芬酸钠栓、丙戊酸钠栓等。

4. 溶液剂　系指药物溶解于适宜溶剂中制成的澄清液体制剂,供口服或外用。大多以水为溶剂,亦有以乙醇或其他液体为溶剂的。口服液体制剂的常用溶剂为纯化水,并应新鲜制备。制备方法有溶解法、化学反应法和稀释法,根据需要在配制时可加入助溶剂、抗氧剂、络合剂、防腐剂、矫味剂及着色剂等。口服溶液剂和灭菌用溶液剂应在洁净度不低于 10 万级的环境中配制,而非灭菌外用溶液剂则应在洁净度不低于 30 万级的环境中配制。常用的有复方碘口服溶液、10% 枸橼酸钾溶液、复方氯霉素醇溶液等。

5. 混悬剂　系指难溶性固体药物分散在液体介质中形成的混悬液体制剂,供口服或外用,也包括干混悬剂或浓混悬液。毒药和剂量小、药理作用强烈的药物不得制成混悬剂。制备方法主要有分散法和凝聚法,根据需要可在混悬剂中加入适量助悬剂、稳定剂、防腐剂、着色剂和矫味剂等。口服混悬剂应在洁净度不低于 10 万级的环境中配制。常用的有复方磺胺甲噁唑混悬剂、呋喃唑酮混悬剂等。

6. 酊剂　系指药物用规定浓度的乙醇浸出或溶解而制成的澄清液体制剂,亦可用流浸膏稀释制成,供口服或外用。除另有规定外,含有毒性药品的酊剂,每 100ml 应相当于原药物 10g;其他酊剂,每 100ml 应相当于原药物 20g。制备方法有溶解法、稀释法、浸渍法或渗漉法。酊剂久置产生沉淀时,在有效成分含量和乙醇浓度符合该酊剂项下规定的情况下,可滤除沉淀。常用的有碘酊、复方樟脑酊等。

7. 洗剂　系指含药物的溶液、乳状液、混悬液,是供清洗或涂抹无破损皮肤用的液体制剂,应在洁净度不低于 30 万级的环境中配制。常用的有炉甘石洗剂、硼酸甘油洗剂等。

8. 涂剂　系指含药物的水性或油性溶液、乳状液、混悬液,是供临用前用纱布或棉花蘸取涂于皮肤或口腔与喉部黏膜的液体制剂,应在洁净度不低于 30 万级的环境中配制。常用的有冰醋酸涂剂、甲癣涂剂等。

9. 散剂　系指药物或与适宜的辅料经粉碎、均匀混合制成的干燥粉末状制剂,分为口服散剂和局部用散剂,应在洁净度不低于 30 万级的环境中配制。制备含有毒性药物或药物剂量小的散剂时,应采用配研法混匀并过筛。散剂中可含有或不含辅料,根据需要可加入矫味剂、芳香剂和着色剂。供制散剂的成分均应粉碎成细粉。除另有规定外,口服散剂应为细粉,局部用散剂应为最细粉。用于创伤和烧伤的局部用散剂必须无菌。常用的有口服补液盐、小痱子粉等。

10. 胶囊剂　系指药物或加有辅料充填于空心胶囊中或密封于软质囊材中的固体制剂,分为硬胶囊(通常称为胶囊)、软胶囊(胶丸)、缓释胶囊、控释胶囊和肠溶胶囊,主要供口服用,应在洁净度不低于 30 万级的环境中配制。常用的有银杏叶胶囊、甘草浸膏胶囊等。

11. 滴耳剂 系指由药物与适宜辅料制成的水溶液,或由甘油或其他适宜溶剂和分散介质制成的澄明溶液、混悬液或乳状液,是供滴入外耳道用的液体制剂;也可将药物以粉末、颗粒、块状或片状形式包装,另备溶剂,在临用前配成澄明溶液或混悬液。常用的有硼酸滴耳液、碳酸氢钠滴耳液等。

12. 滴鼻剂 系指药物与适宜辅料制成的澄明溶液、混悬剂或乳状溶液,是供滴入鼻腔用的鼻用液体制剂;也可将药物以粉末、颗粒、块状或片状形式包装,另备溶剂,在临用前配成澄明溶液或混悬液。常用的有复方呋喃西林滴鼻液、复方薄荷脑滴鼻液等。

二、无菌制剂

(一)概论

无菌制剂是指法定制剂质量标准中列有无菌检查项目的制剂,也就是不存在活的生物的制剂产品。非无菌制剂是指定法定药品标准中未列无菌检查项目的制剂,但其所含活的生物量应符合药品卫生标准的规定。

无菌制剂根据制剂主药的性质及除菌技术的不同,分成灭菌制剂与无菌操作制剂两类。灭菌制剂系指采用某一物理或化学方法来杀灭或除去所有活的微生物繁殖体和芽孢的药物制剂,如葡萄糖注射液、柴胡注射液等。无菌操作制剂系指采用某一无菌操作方法或技术来制备的不含任何活性的微生物繁殖体和芽孢的药物制剂,如氯霉素滴眼液、注射用阿奇霉素等。

(二)常用的灭菌方法

1. 物理灭菌法 包括干热灭菌法、湿热灭菌法、紫外线灭菌法、滤过灭菌法、辐射灭菌法、微波灭菌法等。

2. 化学灭菌法 是用化学药品直接作用于微生物将其杀灭的灭菌法,包括气体灭菌法、药液灭菌法。

知识链接

	GMP 洁净空气洁净度等级(洁净区空气悬浮粒子的标准)			
	静态		动态	
	≥0.5μm	≥0.5μm	≥0.5μm	≥0.5μm
A 级	3520	20	3520	20
B 级	3520	29	352 000	2900
C 级	352 000	2900	3 520 000	29 000
D 级	3 520 000	29 000	不作规定	不作规定

（三）无菌制剂的类型

无菌制剂根据制剂用法的不同,可分为以下几种剂型。

1. 注射剂　系指药物与适宜的溶剂或分散介质制成的供注入体内的溶液、乳状液、混悬液及供临用前配制或稀释成溶液或混悬液的粉末或浓溶液的无菌制剂。注射剂又可分为注射液、注射用无菌粉末与注射用浓溶液。如复方氨基酸注射液、脂肪乳剂注射液、醋酸可的松注射液、注射用青霉素等。

质控要求:必须做性状、定性、含量、无菌、pH、可见异物、装量检查。静脉用注射剂应做细菌内毒素或热原检测;溶液型静脉用注射剂、注射用无菌粉末及注射用浓溶液还应做不溶性微粒检测。静脉用大容量注射剂应与血液具有相同的等张性;有些注射剂应做降压物质检测(如复方氨基酸注射液)或升压物质检测。

2. 眼用制剂　系指直接用于眼部发挥诊断或治疗作用的制剂。眼用制剂可分为眼用液体制剂(滴眼剂、洗眼剂、眼内注射溶液)、眼用半固体制剂(眼膏剂、眼用乳膏剂、眼用凝胶剂)、眼用固体制剂(眼膜剂、眼丸剂、眼内插入剂)等。滴眼剂有溶液型和混悬液型,如人工泪液、醋酸可的松滴眼液等;洗眼剂有硼酸溶液。

质控要求:应做性状、定性、含量、pH、可见异物、重量差异、微生物限度检查。混悬型滴眼剂应做粒度检测和沉降体积比测定。滴眼剂的渗透压应控制在相当于 $0.6\% \sim 1.5\%$ 氯化钠溶液的范围内;适当增加滴眼剂的黏度(控制在 $4.0 \sim 5.0 cPa \cdot S$)可提高药物的疗效。

3. 植入剂　系指药物与辅料制成的供植入体内的无菌固体制剂,如地塞米松植入剂等。

质控要求:应做性状、定性、含量、重量差异、释放度、无菌检测。另外,植入剂所用的辅料必须具有生物相容性的特点。

4. 创面用制剂　系指直接用于创面发挥治疗作用的制剂,包括用于烧伤或严重创伤的软膏剂、乳膏剂、溶液剂和气雾剂等,如浓氯化钠溶液、呋喃西林溶液、乳酸依沙吖啶溶液(利凡诺溶液)、磺胺嘧啶银软膏等。

质控要求:做性状、定性、含量、装量、无菌检测。用于烧伤、严重创伤的混悬型软膏剂还应做粒度测定;气雾剂与喷雾剂还应做雾滴(粒)分析、每瓶总掀次分析、每掀主药含量测定。

5. 手术止血用制剂　系指手术过程中用于止血作用的制剂,如止血海绵剂、骨蜡等。

质控要求:应做性状、无菌检测。止血海绵剂还应做吸水力检查,骨蜡应捏之成团。

6. 手术用脏器保存液　系指用于冲洗与保存移植用脏器或手术用脏器的无菌溶液,如离体肾脏保存液、心脏停搏液等。

质控要求:应做性状、定性、含量、pH、可见异物、装量及无菌检测。另外,脏器保存液的渗透压也有相应的要求。

三、中药制剂

（一）概述

1. 中药制剂的定义　将中药原料按照某种剂型制成具有一定规格,可直接用于预防、治疗、诊断的药品称为中药制剂。

2. 中药制剂的分类 常见的中药制剂可以分为液体制剂、固体制剂和外用制剂 3 类。

（二）中药制剂的主要生产设备介绍

中药制剂设备主要有多功能中药切碎机、多功能提取罐、多功能乙醇回收浓缩器、逆流渗漉中药水提取生产线、列管式过滤器、超滤系统、板框压滤机、真空减压回流浓缩罐、高效高速粉碎机、沸腾干燥器、喷雾干燥器、真空干燥箱、高效筛分机、沸腾制粒机、挤压造粒机、湿法制粒机、中药压片机、中药自动制丸机、高效糖衣薄膜包衣设备、自动包装机、自动胶囊充填机、液体灌封设备等。

（三）中药制剂的主要剂型

1. 丸剂 中药丸剂是一种或多种中药细粉或中药提取物与适宜的赋形剂混合制成的球形或椭圆形的内服固体制剂。其特点是在胃肠道内崩解缓慢，逐渐释放药物，因为多数丸剂中含有粉碎的饮片细粉，粉末中的有效成分大部分存在于尚未破碎的植物细胞内，丸剂口服后先经崩解，然后在胃肠道内经扩散、溶出、吸收，故吸收缓慢而致药效持久。

丸剂按制备方法可分为塑制丸、泛制丸、滴制丸；按赋形剂的不同，丸剂可分为水丸、蜜丸、水蜜丸、糊丸、蜡丸、浓缩丸等。

知识链接

益智合剂

【处方】熟地黄 丹参 巴戟天 酸枣仁 柴胡 白芍 茯苓 远志 甘草

【制法】按工艺投料，将经检验达标的 16 味中药材准确称量后，置于密闭多功能提取罐中，加入 10 倍量的水浸泡 30 分钟，通入饱和蒸汽煎煮，待提取罐中的药液全部沸腾时开始计时，煎煮 2 小时后，关闭饱和蒸汽阀门，增加提取罐内部压力，启动抽药泵将药液打入储液罐储存，余药渣加入 8 倍水进行第二次煎煮，煎煮 1.5 小时，方法同前。使用薄膜蒸发器循环蒸发，合并二次滤液，再用煎药器进一步浓缩至相对密度为 1.03～1.05 以上（60～70℃测定）。冷沉 24 小时，滤过，倾取上清液，用新鲜纯化水调至 1000ml，在 1 万级净化区分装至 250ml 洁净玻璃瓶中，封口。在 105℃、压力 0.015MPa 下灭菌 60 分钟，贴签，即得。

---

2. 散剂 散剂是将一味或数味药经粉碎、均匀混合而成的干燥粉末状制剂，供内服或外用。其特点是制备方法简单，剂量容易控制，与片剂、胶囊剂或丸剂相比，散剂表面积较大、容易分散、吸收及奏效迅速。

制备散剂一般经过粉碎、过筛、混合、分剂量及包装 5 个步骤，从而制得均匀、稳定、剂量准确的制剂，以发挥其应有的疗效。

3. 颗粒剂 颗粒剂系指以饮片提取物与适宜的辅料或饮片细粉制成的颗粒状制剂，分为颗粒状和块状冲剂。以甜菊苷、甜蜜素等甜味物质代替蔗糖的颗粒剂称为无糖颗粒，适合于糖尿病患者。颗粒剂是在汤剂和糖浆剂的基础上发展起来的剂型，既保持了汤剂的特点，又能克服汤剂体积大、易变质霉败的缺点，且易运输和贮存，并可掩盖某些中药的苦味，患者乐于接受，尤其适宜于小儿。

4. 口服液体制剂 口服液体制剂系指饮片用水或其他溶剂,采用适宜方法提取,经浓缩制成的内服制剂(单剂量包装者又称"口服液")。口服液体制剂具有服用剂量适宜,因加入矫味剂味道好,而易为患者尤以儿童患者所接受;液体制剂吸收快、奏效迅速,利于治疗急性病;呈无菌和半无菌状态封于安瓿中,具有质量稳定、使用安全卫生、服用方便、便于携带、易于保存等特点。

5. 滴丸剂 滴丸剂系指中药经过加工提取后,与固体基质加热熔融成溶液、混悬液或乳浊液,再滴入不相混溶的冷凝液中,由于界面张力作用使其收缩并冷凝成固体而制成的制剂,具有生产工艺简便、剂量准确、生物利用度高等优点。

6. 其他中药制剂 中药制剂除以上常用剂型外,还有片剂、栓剂、胶囊剂、气雾剂、中药微囊剂、膜剂、膏剂、酒剂、露剂等多种剂型。

点滴积累 ╲

1. 普通制剂是医疗机构配制的主要制剂,分为液体制剂、半固体制剂及固体制剂 3 类。
2. 无菌制剂根据制剂主药的性质及除菌技术的不同,分成灭菌制剂与无菌操作制剂 2 类。
3. 常见的中药制剂可以分为液体制剂、固体制剂和外用制剂 3 类。

第三节 医院制剂的检验

一、医院制剂的质量标准

医院制剂质量管理必须以《药品生产质量管理规范》《医疗机构制剂配制质量管理规范》为准。凡是被《中华人民共和国药典》《中国医院制剂规范》及相关地方标准收载的制剂,即标准制剂,其质量标准和检查方法须按照以上标准执行。非标准制剂和临时制剂由医院自行参照相关标准制定质量标准及检查方法,并报省级药品质量监督管理主管部门批准后才可执行。

二、医院药品检验室的基本条件和工作任务

(一) 医院药品检验室应具备的基本条件

医疗单位制剂室必须设立药检室,直属药剂科领导,并按制剂室规模设立化学分析间、仪器间、无菌间、留样观察室、动物饲养实验室等。

1. 人员配备 药检室应配备药师以上的专业技术人员从事药检工作。药检人员直属于药剂科主任领导,熟悉本医院制剂的工艺、质量标准、制备方法,能处理检验工作中的一般问题,具有独立工作的能力。而医院药品检验室是院内药品和制剂质量的监督部门。

2. 检验设备 医院检验室根据医院的规模、类型和承担的任务,其组成不完全相同,一般来说,对于一所具备配制各种制剂能力的医院,其检验室主要配备有分析天平、pH 计、酸度计、紫外分光光度计、自动旋光仪、显微镜、干燥箱、恒温培养箱、霉菌培养箱、冰箱、不溶性微粒检查装置、净化工作台、澄明度检测装置以及高精密分析仪器,如红外色谱仪、高效液相色谱仪和薄层扫描仪等。

3. 动物实验室 由动物饲养室和动物实验室组成。动物饲养实验室必须清洁卫生,通风良好,

室温应符合实验要求,应有排水、污、采光、调温等设施,并应有专人管理,按编号挂牌、定期淘汰、更新,并有使用记录。

4. 文件管理 药检室必须有完整的检验卡。检验记录应编号归档,内容包括质量标准来源、鉴别试验、测试数据、数据处理、结论等原始资料。根据检验结果应出具检验报告书,检验人、复核人签字后送药检室负责人审核签字(检验报告书一式两联,第一联存根,第二联为报告书)。全部的原始记录、检验报告单按批号装订成册保存3年。检验记录应字迹清楚,内容真实完整并签字,不得撕毁和任意涂改。如需要更正时,应有更改人签字,并须使被更正的部分可以辨认。

5. 留样观察室 药检室对所配的制剂必须建立留样观察制度,指令专人管理,观察制剂在储存条件下的含量变化规律。要配备有符合规定的足够面积和空间的样品柜。对于观察期已完成的制剂应及时处理。

（二）医院药品检验室的工作任务

1. 自制制剂的质量检查 包括生产用水、原料、半成品、成品的质量检查。检品检验按规定的抽样方法抽样,按检验规程操作,按质量标准下结论,填写好质检记录后签发报告单。

2. 制定质量标准及质量管理制度 药品质量检验室必须建立每种制剂的质量标准,制定严格的操作规程和质量管理制度。

3. 外购药品质量的监督 外购药品出厂时附有质量检查报告单。如若受潮、标签脱落、接近有效期等特殊情况时,就要进行严格检查确保合格后方可使用。

4. 临床毒物分析 主要是对临床抢救的中毒患者进行毒物的鉴定分析,迅速报告,为临床治疗提供参考。

5. 质量跟踪和报告 医疗机构要建立一个以药品检验室为中心、各个部门积极参与的制剂质量监督网,以保证各种自制制剂在使用过程中的安全性。

6. 制剂的留样观察 通过定期对留观样品的质量按标准进行检查,保证制剂的质量安全,并为确定和改变制剂的有效期或质量负责期提供数据基础。在观察期内选取适当的批数进行规定项目的检验,具体检验项目及频次参见《中国药典》(2015年版)第四部通则,认真填写记录,并保存3年以上。对制剂品种必须建立质量档案,内容包括原辅料情况、工艺、质量标准、检验方法的改进、留样观察结果及质量事故返工等。对质量事故和药物不良反应,应及时向医院药事管理委员会、院长和卫生行政部门汇报。

三、医院制剂质量检查程序

医院制剂的一般质量检测流程见图5-1。

1. 制剂室送检品至检验室,并填写"检品登记单"。

2. 医院检验室依法逐项检查。若有不合格的检品,应首先考虑检验是否有问题,如确实无误,则应协助制剂室配制人员寻找原因,并认真填写"检验记录"。"检验记录"的内容主要包括:①检品名称、规格、批号、数量、来源及生产单位;②检验方法与依据;③检品送样日期、报告日期;④检验项目、测定指标、数据处理和测定结

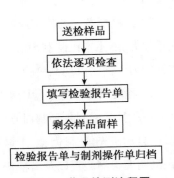

图5-1 药品检测流程图

果;⑤结果判定;⑥检验人及复核人签章等内容。

3. 填写药品检验报告单,具体内容见表5-1。该报告单一式两联,其中一联送回制剂室,另一联保存备案。

表5-1 药品检验报告单

检品名称		来货数量		件数	
规格		检品数量		地点	
来源		包装		批号	
生产单位					
检验依据		报告日期			
检验结果及判定	检验: 复核: 日期:	药品跟踪验证情况	检验: 复核: 日期:		
检验部门意见	负责人: 日期:				
向生产单位提请处理意见					
质量管理部: 负责人: 日期:					
主管领导: 签字: 日期:					

4. 制剂室将检验报告单与制剂操作单一同装订归档,该批次产品即可在医疗机构内使用。制剂检验的原始记录应保存5年;制剂检验报告单保存至超过有效期1年,不得少于3年。

点滴积累 ⋁

1. 医院制剂应依据法定的质量标准进行质量检查。

2. 医院制剂质量管理执行的标准是《药品生产质量管理规范》《医疗机构制剂配制质量管理规范》。

3. 药品检验室的主要工作是医院制剂的质量检查、制定质量标准及质量管理制度、临床毒物分析、质量跟踪和报告、制剂的留样观察。

目标检测

一、选择题

（一）单项选择题

1. 医院制剂的质量标准是( )

　　A. 医院自定标准　　　　　　　　　　B. GMP 标准

　　C. 同类药品的质量标准　　　　　　　D. 《中国药典》

　　E. 医院所在省级地方标准

2. 下列对于医院制剂的销售范围,正确的是( )

A. 可以随意在市场销售　　　　　　B. 可以在药店销售

C. 不得在市场销售　　　　　　　　D. 只能在医院之间销售

E. 可经得医师同意后在市场销售

3. 制剂室工作人员应该每隔(　　　)的时间体检 1 次,以保证制剂的质量安全

　　A. 2 年　　　　　B. 1 年　　　　　C. 3 年　　　　D. 4 年　　　　　E. 5 年

4. 关于散剂的特点,叙述错误的是(　　　)

A. 散剂易分散,奏效快　　　　　　B. 制法简便

C. 散剂适宜小儿服用　　　　　　　D. 挥发性成分适宜制成散剂

E. 散剂保存不当容易吸湿

5. 注射剂灭菌效果最可靠的方法是(　　　)

A. 干热灭菌法　　　　　　　　　　B. 热压灭菌法

C. 紫外线灭菌法　　　　　　　　　D. 化学杀菌剂灭菌法

E. 环氧乙烷灭菌法

（二）多项选择题

1. 医疗机构配制制剂的目的是(　　　)

A. 为了盈利

B. 为了满足本单位的临床需求

C. 为了满足科研及教学的需要

D. 为了补充市场药品供应短缺不足的现象

E. 因市场需要

2. 制剂配制必须要求达标的是(　　　)

A. 工艺用水要求　　　　　　　　　B. 人员卫生要求

C. 送检制度要求　　　　　　　　　D. 设备要求

E. 原材料要求

3. 注射剂生产管理文件包括(　　　)

A. 批检验记录　　　　　　　　　　B. 批生产记录

C. 工艺规程　　　　　　　　　　　D. 批包装记录

E. 标准操作规程

4. 医院药品质量检验室主要由下列哪几部分组成(　　　)

A. 化学分析室　　　　　　　　　　B. 仪器分析室

C. 微生物学检查室　　　　　　　　D. 动物实验室

E. 配制室

5. 常用的物理灭菌法有下列哪几种(　　　)

A. 干热灭菌法　　　　　　　　　　B. 湿热灭菌法

C. 紫外线灭菌法　　　　　　　　　D. 滤过灭菌法辐射灭菌法

E. 气体灭菌法

二、简答题

1. 简述医院制剂中对原辅料进行粉碎的目的。

2. 简述注射剂制备的工艺流程。

3. 举例说明医院制剂的一般质量检查项目。

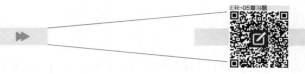

ER-05章习题

（王　强）

第六章

医院药品采购、储存与养护

ER-06章PPT

导学情景 ∨

情景描述：

2008年10月6日，国家食品药品监督管理总局接到云南省食品药品监督管理局报告，云南省红河州6名患者使用黑龙江某药厂生产的两批刺五加注射液出现严重不良反应，其中有3人死亡、3人生命垂危。10月7日CFDA立即发出紧急通知，停止销售该厂所生产的刺五加注射液。

学前导语：

经国家专家调查组初步调查，此次刺五加注射液事件就是药品质量不合格所导致的。该部分药品在流通环节被雨水浸泡，受到细菌污染，后又被更换包装标签并销售，致使3名使用该药品的患者死亡。

更换标签包装和说明书严重违反了我国《药品管理法》《药品说明书和标签管理规定》的相关规定。被雨水浸泡的注射剂应被退回药品生产企业，由药品生产企业进行销毁，破损的标签要收回。

该事件提示我们医疗机构要高度重视药品质量，采购时应严把药品质量关，药品储存与养护中严格遵循法律法规，避免出现质量问题。本章主要介绍医院药品采购、储存及养护的流程、质量管理及注意事项、特殊管理药品的保管方法。

药品是指用于预防、治疗、诊断疾病，有目的地调节人的生理功能并规定有适应证、功能主治、用法用量的物质，它包括中药材、中药饮片、中成药、化学原料药及其制剂、抗生素、生化药品、放射性药品、血清、疫苗、血液制品和诊断药品等。药品质量直接影响医疗质量、患者的身体健康及生命安全，而医院药品的采购、储存与养护管理会直接影响药品的质量，因此应对各个环节严格控制。

第一节 医院药品的采购

药品采购管理主要是指对医疗机构所需药品的供应渠道、采购程序、采购方式、采购计划及采购文件的管理。其主要目标是依法、规范、按需、适时地购进质量合格、价格合理的药品，以保证药品的供应。

一、药品采购的方式和基本原则

（一）药品采购的类别

医疗机构采购主要包括"医院基本药品"和"新特药品"的采购。"医院基本药品"采购要兼顾保证供应又不积压的原则,属于常规性计划采购。"新特药品"不属于医院药品常规采购,必须经科室负责人或医师申请,按规定经相关部门批准后才能采购。

（二）药品采购的方式

药品采购的方式主要是药品招标采购,即是指药品采购商(招标人)事先提出药品采购条件和要求,邀请众多的药品供应商(投标人)参加,按照规定的程序从中选择供应商进行药品采购的一种市场交易行为。形式有药品集中招标采购与药品集中议价采购等。

药品集中招标采购是指多家医疗机构通过药品集中招标采购组织,以投标的形式购进所需药品的采购方式。国务院办公厅发布《国务院办公厅关于完善公立医院药品集中采购工作的指导意见》(国办发〔2015〕7号),全面推进公立医院药品集中采购。药品集中议价采购是指多家医疗机构采用议价采购方式购进所需药品。药品集中议价采购的方式包括询价采购、竞争性谈判采购、单一来源采购、备案采购等。

（三）药品采购的基本原则

在药品采购管理中,既要把握其特殊要求,又要协调其一般的属性;既要突出其质量特征,又要发挥其价值功能。在采购时应明确药品采购的基本制度和基本原则。

1. **质量第一的原则** 质量第一的原则要体现在采购品种中,体现在对投标人资质的审核中,体现在评标方法的综合性与评标标准的权重比例中,体现在对质量的完整性、先进性与质量管理的保证性的把握中。这是由医疗机构的性质和肩负使命所决定的。

2. **合法性原则** 医疗机构采购药品时要严格遵守《药品管理法》《药品管理法实施条例》和国家行政部门颁布的相关法律法规,确定供货单位的合法性,确定所购入药品的合法性,确定供货单位销售人员的合法资格,并与供货单位签订质量保证协议。

3. **价格合理原则** 药品采购要在"质量第一"和"合法性"的原则下,把握药品价格经济合理。

4. **公开、公平、公正原则** 公开就是要求药品集中招标采购活动的全部环节和过程都要透明;公平就是要求参与药品集中招标采购的所有招标人与投标人在承担义务和享受权利的关系方面真正做到平等;公正就是要在所有的环节、程序、内容等方面公开、公平地对待所有合格投标人。

5. **诚实守信和保障性原则** 当事人在药品集中招标采购中自觉履行义务,承担责任,诚实守信,同时要不断提高药品采购管理的科学性、预防性、有效性,做好计划,建立药品储备制度,保障供应。

二、药品采购的程序和质量管理

医院用药具有品种多、数量小、规格全、周转快的特点,药品采购管理是医疗机构管理的关键环节,是保证药品质量的关键。药品质量好坏不仅对患者的身体健康甚至生命安全有着重大影响,也影响医疗机构的社会和经济效益。

（一）药品采购计划编制、采购流程

1. **药品采购计划编制** 编制药品采购计划要以药品质量为重要依据,贯彻质量否决权制度,同时必须符合国家法律法规和医疗卫生行业的方针政策。药品购进计划要符合实际情况,也要对影响医药市场供求变化的因素进行调查、研究及预测,以作为编制计划的依据。

（1）制订药品采购目录和采购计划：以《医院基本药物目录》《国家基本医疗保险药品目录》及各省卫生行政部门通过集中招标确定的目录作为计划品种的选择基础,确定采购目录,并提交医院药事管理与药物治疗学委员会审批。结合临床与科研的需要,保持合理的药品库存;科学地制订采购计划并交药学部（科）主任审批后方能采购。新品种必须由临床科室提出申请,药学部（科）初审,提交医院药事管理与药物治疗学委员会审批通过后,编写药品采购计划,方可实施药品采购。

制订药品购进计划时,应先对药品货源和销售趋势进行调查,了解本医疗机构的药品实际库存情况,保证目录内药品有适宜的储备,降低药品储存成本,控制适宜的药品周转率。药品采购计划的内容主要包括药品的品种、规格、数量、金额、采购方式、购进时间、供应商的确定等。根据综合平衡原理,常用平衡公式、编制平衡表、召开平衡会等方法编制药品采购计划。药品收支平衡关系为期初库存+购入＝调出+期末库存。

（2）选择供货对象：采购药品首先应确定供货企业的法定资格及质量信誉,审核所购入药品的合法性和质量可靠性。由医院药事管理与药物治疗学委员会对供货企业的《营业执照》《药品经营许可证》《药品经营质量管理规范认证证书》、企业法人代码、税务审报表及药品供应目录进行审核,审核供货企业是否按《药品经营质量管理规范》经营药品。

（3）确定采购方式：按照《医疗机构药品集中招标采购工作规范（试行）》的要求,确定采用集中招标采购、谈判采购、集中挂网采购等方式。采购特殊管理药品必须严格执行有关规定。

（4）确立供需关系：按照《医疗机构药品集中招标采购工作规范》的要求,决标后,药品招标经办机构组织医疗机构直接与中标企业按招标结果签订购销合同,也可由招标经办机构受招标人委托与中标企业签订购销合同或医疗机构与供应商直接签订购销合同。

（5）执行采购计划：要强化药品采购中的制约机制,严格实行采购、质量验收、药品付款三分离的管理制度。

医院药品采购流程图

2. 药品采购流程　医疗机构按本单位的实际需求编制采购计划、审核采购计划、签订采购合同、进货。

（二）供应商资质审核、采购合同签订

1. 供应商资质审核　医疗机构必须从具有药品生产经营资质的企业购进药品,医疗机构使用的药品应当按照规定由药剂科统一采购,禁止医疗机构的其他科室和医务人员自行采购。

购进药品应符合以下条件：①合法企业所生产和经营的合格药品;②具有法定的质量标准;③包装和标示符合有关规定和储运要求;④除国家规定的以外,应有法定的批准文号和生产批号,进口药品应有符合规定的、加盖了供货单位质量检验机构原印章的《进口药品检验报告书》和《进口药品注册证》复印件;⑤中药材应标明产地。

医疗机构购进药品应当检验供货单位的《药品生产许可证》或《药品经营许可证》和《营业执照》、所销售药品的批准文件等相关证明资料,并核实销售人员持有的授权书和身份证原件。应当妥善保存首次购进药品加盖供货单位原印章的前述证明文件的复印件,保存期不得少于

5 年。

2. 药品采购合同签订　购销合同是买卖双方为实现一定的经济目的、明确相互的权利与义务而签订的书面协议。药品购销合同一经签订,并由双方加盖合同专用章后,即产生法律效力,双方必须认真履行其义务。

> **知识链接**
>
> 药品采购合同的内容
>
> 1. 确定标的和数量　包括药品的品名、规格、剂型、单位、数量等。
> 2. 明确合同中的质量条款　工商间购销合同应明确药品质量符合质量标准和有关质量要求;药品附产品合格证及质量检验报告书;药品包装符合货物运输要求和有关规定。
> 3. 协议价款和付款方式　即药品价格和结算方式等。
> 4. 确定合同期限、地点和方式　即交货期限、交货地点和交货方式等。
> 5. 确定验收方法　即药品数量和质量验收,明确验收标准和验收方法等。
> 6. 确定违约责任及合同纠纷解决方式。
> 7. 其他约定事项。

(三) 药品购进记录

医疗机构购进药品时应当索取并留存供货单位的合法票据,建立购进记录(表 6-1),做到票、账、货相符。合法票据包括税票及随货通行单,清单上必须标明供货单位、药品名称、生产厂商、数量、批号、价格等内容,票据保存不得少于 3 年。

表 6-1　××医院药品购进记录表

药品名称	剂型	规格	生产厂商	供货单位名称	数量	价格	购进日期	接收人签名
备注:购进票据,保存期不得少于 3 年								

医疗机构购进药品必须建立和执行进货验收制度,购进药品应当逐批验收,并建立真实、完整的药品验收记录。药品验收记录应当包括药品通用名称、生产厂商、规格、剂型、批号、生产日期、有效期、批准文号、供货单位、数量、价格、购进日期、验收日期、验收结论等内容。验收记录必须保存至超过药品有效期 1 年,但不得少于 3 年。

(四) 药品采购的质量管理

1. 药剂科应设置药品采购员,负责药品的采购工作　药品采购必须由药学专业人员负责,严格遵守《药品管理法》《药品管理法实施条例》《药品流通监督管理办法》《医疗机构药品集中招标采购工作规范》《药品招标代理机构资格认定及监督管理办法》等法律法规的规定,依法行事。

2. 制定药品质量验收的管理制度　负责药品质量验收的人员要明确任务和职责,在检查验收采购药品过程中,必须执行质量验收制度,填写药品质量验收报告,明确异常情况的报告与处理,如发现采购药品有质量问题,要拒绝入库。对于药品质量不稳定的供货单位,要停止从该单位采购药品。

3. 制定药品质量验收的控制程序　明确药品从采购、待检、到验收结果的处理等程序,明确对不合格药品的处理程序及要求。

4. 文件的管理　药剂科必须将药品采购过程中的所有文件存档备查。

点滴积累　∨
1. 医疗机构购进药品必须建立购进记录,且购进票据至少保存 3 年。
2. 药品采购员购进药品的过程中必须遵守相关法律法规,保证药品质量。

第二节　医院药品的入库验收

药品入库是指药品库房人员对从药品经营公司、药厂发送的药品进行验收、入库、入账的一系列工作。医院采购的药品入库时必须经过验收,药品入库验收的目的是要保证入库药品的数量准确、质量完好,防止不合格的药品进库。《中华人民共和国药品管理法》要求医疗机构购进药品必须建立并执行进货检查验收制度,验明药品合格证明和其他标识,对不符合规定要求的药品不得购进和使用。

一、药品的入库验收

(一) 药品的入库验收程序

药品入库验收与出库管理由库管员负责,库管员为药学专业技术人员,并经岗前培训后方可上岗。库管员应根据采购计划在验收区内对药品及时验收,特殊管理药品及需冷藏的药品应在到货后 30 分钟内验收完毕。

药品入库验收包括数量准确、质量合格、包装无损、记录完整、交接清楚,入库药品应严格执行验收制度,验收合格后方可入库。

1. 药品数量核对　检查来货与单据上所列的品名、规格、生产厂家、批号及数量是否相符,如有短少或破损应查明原因。

2. 药品质量验收　包括药品外观的性状检查和药品内、外包装及标识的检查。

(1) 药品的外观性状检查是药品入库验收的重要内容。外观性状检查简便易行,其检查方法和判断标准参见《药物分析指南》。

1) 药品的外观检查内容:包括药品包装所涉及的外观如包装箱、包装盒、药瓶、标签、说明书等;药品本身的外观形状如药物的聚集状态、色泽以及臭、味等性质。

2) 药品的外观检查方法、判断依据与处理:注意药品标签和说明书上必须印有厂家、批准文号,否则即为假药。药品标签或说明书上还必须注明名称、规格与数量、批准文号、生产批号、有效期、所含成分、适应证、用法与用量、禁忌证、不良反应、注意事项、生产厂家。检查时将包装容器打开,对药品的剂型、颜色、味道、气味、形态、重量、粒度等情况进行重点检查。药品外观质量是否合格,应根据药品质量标准、药剂学、药物分析及药品说明书的相关知识与内容进行判断,药品的内在质量需要药品检验机构依据药品质量标准检验后确定,一旦判定药品变质,应按照假药处理,不得再使用。

普通药片:颜色均匀,无吸湿、斑点、碎片、发黏、变形。

冲剂、颗粒剂、散剂:干燥、松散,颜色均匀,无吸湿结块、发黏、生霉或变色。

胶囊剂(胶丸):无粘连、破碎漏药、异味。

糖浆剂和水剂:无大量挥发、沉淀、发霉、变色及异味。

栓剂、软膏剂和乳剂:无硬块、变色、分层及颗粒析出、酸败异味。

注射剂:包装严密,药液澄明度好,色泽均匀,无变色、沉淀、浑浊、结晶、霉变等现象。

（2）包装、标识主要检查以下内容

1）药品合格证及质量检验报告书:按照规定,药品每个整件包装中应有产品合格证,合格证的内容一般包括药品通用名称、规格(含量及包装)、生产企业、生产批号、化验单号、检验依据、出厂日期、包装人、检验部门和检验人员的签字盖章。

对于首营品种首次到货时,应进行内在质量检验,某些项目如无检验能力,应向生产企业索要该批号药品的质量检验报告书,验收生产企业同批号药品的检验报告书。

2）药品包装标签和说明书:应标明生产企业的名称、地址,有药品的品名、规格、批准文号、产品批号、生产日期、有效期等;标签或说明书上还应有药品的成分、适应证或功能主治、用法用量、禁忌、不良反应、注意事项以及贮藏条件等。

3）标识及警示语:特殊管理的药品、外用药品包装的标签或说明书上必须印有规定的标识和警示说明或忠告语;非处方药的包装有国家规定的专有标识。

4）进口药品:标签应以中文注明药品的名称、主要成分以及注册证号,在最小销售单元有中文说明书。进口药品应有符合规定的《进口药品注册证》和《进口药品检验报告书》复印件;进口预防性生物制品、血液制品应有《生物制品批签发合格证》;进口药材应有《进口药材批件》复印件。以上批准文件应加盖供货单位质量检验机构或质量管理机构原印章。

5）中药材和中药饮片:应有包装,并附有质量合格的标志。每件包装上,中药材标明品名、产地、供货单位,中药饮片标明品名、生产企业、生产日期等。实施文号管理的中药材和中药饮片,在包装上还应标明批准文号。

3. 药品验收登记　入库验收人员对入库药品按所列验收项目进行验收后,还应按有关规定做好详细记录,验收记录应当包括药品的通用名称、剂型、规格、批准文号、批号、生产日期、有效期、生产厂商、供货单位、到货数量、到货日期、验收合格数量、验收结果等内容;验收人员应当在验收记录上签署姓名和验收日期。验收记录应保存至超过药品有效期1年,但不得少于3年。将入库药品及时放入相应库位。

（二）药品验收注意事项

1. 所有药品必须经过验收合格后方可入库。

2. 检查出厂验收报告书或成品合格证　对出厂检验报告书的内容有疑问或发现药品质量不稳

定、原材料或工艺改变等产品应加大抽样的样本率,如怀疑有质量问题,应将药品送相关部门进行实验室检验。

3. 检查药品有效期　效期在半年内的药品或超过有效期的药品不得验收入库。

4. 特殊药品的验收　对于剧毒有害药品、麻醉药品及遇空气污染变质的药品,一般可根据检验报告书或合格证进行验收,不应任意拆开内包装,经过拆封检验后的药品必须及时恢复原样,并尽量先使用。

5. 在验收中要按规定的比例开箱检查,发现可疑的批号,必要时应全部拆箱普验或按批号抽样检查。

6. 验收人员对入库药品的数量、包装、质量进行检查后,应做好详细的验收记录,以备日后检查。

7. 质量验收不合格药品的报告程序与控制处理

(1) 建立不合格药品的报告程序:在质量验收结论明确后,应立即填写《药品拒收报告单》,按照医疗机构相关管理规定要求进行报告,拒绝入库。

(2) 加强对不合格药品的控制处理:将不合格药品从待检区移至不合格区,对不合格药品标以明显、清晰的红色标识,查明原因并按照规定的程序及确认方式及时处理;将该信息录入医疗机构药品采购管理的相应管理资料与评价资料中,建立能反映发生与处理全部过程与结果的管理记录。

(3) 处理质量不合格药品:应查明原因,分清责任,及时制订与采取纠正、预防措施,做好不合格药品的处理、报损和销毁记录,记录应妥善保存至少 2 年。

8. 所有药品必须经过验收入库才能领用,否则一律不准办理资金结算。

二、药品验收记录填写

(一) 药品验收记录填写要求

药品验收应做好记录,验收记录应记载药品名称、剂型、规格、数量、供货单位、生产企业、批准文号、产品批号、有效期、到货日期、注册商标、合格证、外观质量情况、包装质量、验收结论、验收人员签名及日期等项内容。采用计算机数字化管理手段记录验收数据,保留原始记录。

入库验收表

(二) 药品验收记录填写注意事项

药品验收记录填写要求字迹清楚,内容真实完整,不得用铅笔填写,不得撕毁或任意涂改记录,确实需要更改时应划去在旁边重写,并使原记录清晰可见,在改动处签名或加盖本人印章。

三、药品入库手续与程序

仓库要及时准确地完成入库业务,做到数据准确、质量完好、搬运迅速、手续简便、把关稳妥、交接认真。在做好入库前的准备工作后,应按核对凭证,大数点收,检查包装,办理交接手续,库内验收,签收等程序完成入库工作。

特殊药品入库登记表

点滴积累 ∨

1. 药品入库验收包括数量准确、质量合格、包装无损、记录完整、交接清楚，入库药品应严格执行验收制度，验收合格后方可入库。

2. 质量验收不合格药品拒绝入库并填写《药品拒收报告单》。

第三节 药品的效期管理

《药品管理法》规定，凡 2001 年 12 月 1 日后生产和上市销售的药品必须标明有效期。有效期药品的贮藏必须按照规定的贮藏条件保管，以防止或延缓其变质，在保管中应注意按效期远近专垛堆放，并要建立效期药品月报制度和设置专用卡片，严格掌握"先产先出、近期先出"，以免过期失效。凡过了有效期的药品，则不宜再用。

一、有效期的标示方法和识别方法

（一）有效期的概念

药品的有效期是指药品在规定的储藏条件下能保持其质量的期限。

所有药品从生产后到使用前都会有储存时限，即使在正常的储藏条件下，其效价（或含量）也会逐渐下降，甚至会增加毒性，以致无法使用。因此，为保证药品的质量，保证用药安全，常根据其稳定性试验和留样观察，预测或掌握其效价（或含量）下降至不合格的时间，规定药品在一定储藏条件时的有效使用时限，这就是药品的有效期。它是直接反映稳定药品的内在质量的一个重要指标，这类药品必须严格遵守其特定的储藏条件，又要在规定的期限内使用，才能保证药品的有效性和安全性，两者不可忽视。因此，加强药品的效期管理是保证用药安全、有效的重要条件，且不可忽视。

（二）有效期的标示方法和识别方法

1. 直接标明有效期 如某药品的有效期为 2017 年 6 月 6 日，表明本品至 2017 年 6 月 7 日起便不得使用。国内多数药厂都用这种方法。

2. 直接标明失效期 如某药品的失效期为 2017 年 6 月 6 日，表明本品可使用至 2017 年 6 月 5 日。一些进口药品可见这种表示方法。

3. 标明有效期年限，则可由批号推算 如某药品批号为 20170922，有效期为 3 年。由批号可知本产品为 2017 年 9 月 22 日生产，有效期为 3 年，表明本品可使用到 2020 年 9 月 21 日为止。

二、药品的效期管理

药品的效期管理包括药库的色标管理、账卡登记。效期药品有规定的使用年限，故必须加强管理，以保证药品不致因保存不善而造成过期浪费。

1. 有计划地采购药品，以免积压或缺货。

2. 验收时检查效期，并按效期先后在账目上登记。库房内要设"效期药品一览表"，将每批药品失效期的先后时间分别标明,使之一目了然。方法是在一个小牌上注明数量和失效日期,挂在该药品堆架下。每次购进新货时,再按效期先后做适当调整,发药时取排在最先的该批药品。这样从货架上可以反映销存情况,库房人员可以通过效期药品一览表掌握到货、发货的效期情况。

3. 每一货位要设货位卡,注明效期与数量,记录发药、进药情况,应与效期药品一览表相一致,要定期检查,按效期先后及时调整货位,做到近期先用。

4. 在库药品均应实行色标管理,分3种色标进行管理,分别为绿、黄、红。绿色代表正常,即合格品库(区、发货区、零货称取区);黄色代表待定(待处理),即待验区(库)、退货区(库);红色代表不正常,即不合格品库(区)。

5. 药剂科因配方需要,常将药品倒入磨砂玻璃瓶中使用,因此必须注意再次补充药品时,要尽量将瓶中的药品用完,必要时可将剩余的少量药品用纸另外包开先用,防止旧药积存瓶底,久而久之出现过期失效。

6. 库房人员要勤检查。一般效期药品在到期前2个月要向药剂科主任提出报告,及时做出处理。

7. 超过有效期的药品一律不得再使用,因超过有效期的药品即使在正常的储存条件下,其效价(含量)也会下降,甚至增加毒性,不能保证药品的有效性和安全性。

8. 根据药品在库内的分类,对每种药品分别制作一张"药品库存卡"(表6-2),一般用硬纸印刷,登记库存明细,对不同规格品种的药品建立一份《药品明细账》。药品出入库要及时登记,做到账、卡、物相符。

表6-2　药品库存卡

药品名称:＿＿＿＿＿＿　　　　　　序号:＿＿＿＿＿
货区类别:＿＿＿＿＿　　　　　　　货位:＿＿＿＿排＿＿＿＿号
剂型:＿＿＿＿＿　　品名:＿＿＿＿　规格:＿＿＿＿＿　单位:＿＿＿＿

日期	摘要	收入	支出	现存	备注

三、过期药品的处理办法

医院应按照《过期药品管理制度》对过期药品进行处理,过期药品应有过期预警表单统计,并告知主管院长、药品管理及采购人员、门诊及病房临床医师,尽量使用或退换货。

药品过期后应在药品过期当月填报《药品过期处理单》,并详细分析过期原因、过期责任人,不得延期填报药品过期处理单。《药品过期处理单》经过财务部核准后,经分管领导签字监督处理。

过期药品要定期清理和集中销毁,在集中销毁之前药剂科要监督仓储管理部门填报《药品销毁申报表》,并附《报废药品明细表》。

报废药品的集中销毁工作每年至少进行 1 次。药品在出库销毁之前,必须在质管部的监控下对账清点药品实物,防止不合格药品流失导致安全事故等不良后果;销毁处理一定要在安全保卫部门的监督下,考虑防止环境污染,远离市区及人口居住区和风、水上游等情况;采取捣碎、焚毁、深埋等不留后患的有效措施进行销毁。药剂科必须从出库到销毁结束全程监控。

上述报废药品销毁的过程中,药剂科必须监督各个环节准确记录并签字。审核、报批的原件交财务部作核销凭据;药剂科负责将上述材料的复印件和全程记录文件资料,在事后 3 日内整理存档,保存期不少于 3 年。

点滴积累 ∨ ┈┈┈┈┈┈┈┈┈┈┈┈┈┈┈┈┈┈┈┈┈┈┈┈┈┈┈┈┈┈┈┈┈┈┈┈┈┈

1. 在库药品实行色标管理,即合格品区(绿色);待验区、退货区(黄色);不合格品区(红色)。
2. 准确判断近效期药物、过期药物。过期药品过期后应在药品过期当月填报《药品过期处理单》,定期清理和集中销毁。

第四节　药品的储存与养护

药品的储存与养护是药库药品保管的一项经常性的工作,其对药品安全储存、保证药品质量、减少损耗、降低成本具有重要的作用。

要做好药品的储存与养护工作,首先必须充分了解各种药品的理化性质以及剂型和包装与稳定性的关系,同时还要熟悉外界因素对药品产生的各种影响,从而提供良好的储存条件和养护方法,有效地保证药品质量。

一、药品库房的基本要求

药品库房是所采购药品存放和药品储存养护的场所,是保证药品质量的基础。药品库房的基本任务是在保证安全的前提下,做到储存多、进出快、保管好、费用省、损耗少,为促进医药生产和流通的发展服务。药品储存的基本原则是根据药物性质进行分类储存。目前,综合医院根据临床需要,主要设立西药库房、中药库房,还可根据自身情况设置各种专用库房,用来储存和保管制剂、辅料等。

(一)药品库房的类型

1. 按照库房建筑的技术设备条件分类　根据所储存药物的质量要求,分别设置不同温、湿度条件的仓库。一般有以下 3 种不同的温度,相对湿度一般保持在 45%～75% 的库房。

(1)常温库:储存性能相近并在保管上没有特殊要求的药品,储存温度为 0～30℃。

(2)阴凉库:适用于药品质量易受高温影响的药品及中药材的存放,储存温度不高于 20℃ 且阳光不能直接照射。

(3)冷藏库:适用于保存生物制品、血液制品、基因药物、疫苗、抗生素等在高温条件下易失效的药品和一些易变质的贵重中药材,储存温度为 2 ~ 10℃。

2. 按照管理要求分类　根据 GSP 对库房分类的要求,将药库(区)分为待验药品库(区)、待发药品库(区)、退货药品库(区)、合格药品库(区)、不合格药品库(区)。

3. 按特殊管理要求分类　可将库房分为麻醉药品库、一类精神药品库、医疗用毒性药品库、放射性药品库和危险品库。

（二）药品库房的建筑要求

药品库房是用来储存和保管药品的场所,按照储存药品的保管要求,为了保证库房建筑质量,保证储存药品和业务操作的安全,针对具体情况和条件,对库房结构要制定相应的技术标准。

1. 地面承重能力和稳定性强　具有一定的载荷能力,一般应在 5 ~ 10 吨/平方米;具有耐摩擦和耐冲击能力。

2. 隔热、防潮、保温性能好　库房地坪的基本要求是坚固、平整、干燥,具有不透水、不起尘埃、导热系数小、防潮性能好等功能,地面具有耐酸、耐碱或耐其他化学物品的腐蚀性能。房顶应具有良好的隔热、防寒、防水性能(无渗漏),导热系数小,符合防火安全要求,其坚固、耐久性应与整个建筑相适应。

3. 库房、门、窗应关闭紧密,坚固耐用　为适应药品养护的要求,最好采用联动开关窗,仓库应尽量减少窗户面积,必备的窗户应安装适宜的窗帘,防止日光直射药品。

4. 水、电要求　水源充足,消火栓、消防器材等防火设施配备齐全。

5. 地理位置要求　危险品库房要远离生活区和病区,一般在 30m 以外,建筑设计应防火、防爆、防辐射,设置防火通道。

6. 面积要求　药品库房面积根据国家卫生健康委员会颁发的综合医院建筑标准,三级综合医院药品库房的使用面积每万元药品不低于 1.5m^2。

知识链接

医院药品仓库的现代化管理

1. 药品仓库标准化　随着医药市场供应的及时性不断提高,药品储存的意义变小,一般由药品生产经营单位完成,国家制定《规范化仓库标准》,要求药品生产经营单位定期达标。

2. 药品编码标准化　每个药品注册时取得国家药品代码,代码和相应标码印制在药品包装盒上,实现药品信息资源共享。

3. 药品仓库自动化　指计划预测自动化、市场采购自动化、财务结算自动化、账务处理自动化、请领发放自动化。国内比较大的医院已经基本实现请领发放自动化。

4. 药品交易自动化　目前在建"中国医药卫生电子商务网",将实现药品的电子化贸易,减少流通环节,减低药价。

5. 药品配送供应集团化　药品编码标准化推动了药品贸易自动化的发展,带动了集中配送服务的发展,更大、更有实力的企业将提供更安全、更齐全、更快捷的配送服务。

（三）药品库房必备的设施和设备

1. 温湿度设备　如温湿度计、空调系统、除湿机、加湿器等。

2. 避光、通风、排水设施　如窗帘、遮光膜、空调、换气扇等。

3. 保持距离的设备　如地垫、货架。地垫、货架等与地面之间的高度不小于10cm。药品任何时候不得直接接触地面。

4. 储藏和防尘设施　主要有药品架、药品柜、密集柜、篷布、防尘布等。

5. 防虫、防鼠设施　仓库应具备纱窗、纱门，有捕鼠器、挡鼠板、杀虫灯、杀虫剂等预防措施。

6. 符合国家安全用电标准的照明设施　各类熔断、保险、配电设备齐全，危险品仓库应设有防爆照明灯具。

7. 特殊保管药品、贵重药品的储存具有专用保管设施　药品应专柜、专库存放，牢固、加锁，具备防盗功能，安放防盗报警器。

8. 消防安全设施　主要有消防栓、安全水阀、干湿灭火器、防火与防盗报警器、沙箱，有条件的安装防火喷淋设施。

9. 信息处理及办公设施　各类账目、登记簿、登记卡等统计资料齐全，仓库的多环节管理应用计算机管理，实现自动化。

10. 装卸搬运设备　仓库用来提升、堆码、搬倒、运输商品的机械设备。

二、影响药品储存质量的因素

药品在储存中发生质量变化，影响药品质量的因素主要有环境因素、人为因素、药品本身因素等。

（一）环境因素

1. 日光　日光所含有的紫外线对药品变化常常起着催化作用，可加速药品的氧化、分解等反应。

2. 空气　空气是各种气体的混合物，其中对药品质量影响比较大的为氧气和二氧化碳。氧气性质活泼，易使某些药品发生氧化作用而变质；二氧化碳被药品吸收，易发生碳酸化而使药品变质。

3. 湿度　水蒸气在空气中的含量叫湿度。湿度对药品的质量影响很大，湿度过大易使药品潮解、变质或霉败，湿度太小则易使某些药品风化。

（1）风化：含结晶水的药物常因露置在干燥的空气中，逐渐失去其所含的部分或全部结晶水，以致本身变成白色不透明的结晶或粉末。风化后的药品其化学性质一般未改变，但会造成使用时剂量难以确定。特别是毒性药品，可能因超过用量而造成事故。易风化的药品包括硫酸阿托品、磷酸可待因、硫酸镁、咖啡因等。

（2）引湿：大多数药品在湿度较高的情况下，能吸收空气中的水蒸气而引湿，其结果使药品稀释潮解、变形、发霉等。易引湿的药品如单糖浆、甘油等。

4. 温度　温度过高或过低都能使药品变质，特别是温度过高与药品的形态、挥发程度、微生物的生长及引起氧化、水解的变化都有很大关系,因此药品在储存时要根据其性质选择适宜的温度。例如青霉素加水溶解后,在25℃放置24小时即大部分失效;又如疫苗等生物制品在温度过高时能很快变性而失效,温度过低时可因冻结而失去活性。

知识链接

冷链药品运输、发放

冷链是指冷藏(冷冻)药品等温度敏感性药品的贮藏、流通过程都必须处于规定的温度环境下,以保证药品质量的特殊供应链管理系统。《中国药典》规定的"冷处"是指2～10℃。冷藏药品从药品收货到储存到运输的整个过程,应保持冷链温度在2～10℃范围内,不能高也不能低。

冷链运输药品包括所有的生物制品、所有的血液制品、所有的疫苗、部分活菌制剂、部分眼用制剂、部分抗肿瘤药物等。

冷链药品运输要求:

(1)装车前,启动车辆制冷系统;当温度达到3～4℃时,关闭制冷系统,开门装车。

(2)装车时,货物位置不得高于风机口,不能堵住车厢内的气流槽;冷藏品装车后,将车载温湿度表放于车厢内,关闭车门,启动车辆制冷设备。在驾驶室内观察车厢温度变化,待温度降至5～6℃时,快速打开车厢门,启动车厢内的温度表。

(3)在途注意检查车内温度情况,控制温度在2～8℃。

(4)送达交货,在未成功交单给客户前,不要停止制冷设备。客户准备收货时,关闭车辆制冷设备,关闭驾驶室内的GPRS温湿度记录仪。打开车门,取出并关闭车载温湿度表,交客户查验及导出在途温度数据。

(5)发运后,在ERP系统进行录入,形成冷藏药品运输记录。

冷链药品发放时的注意事项:门诊、病区药房摆药室应符合摆药条件,进行适宜的温度控制,对冷藏要求严格的药品禁止长时间室温条件放置。窗口发药应让有经验的药师审方复核,发药时应向患者告知储存注意事项。

---

5. 储存时间 有些药物因其性质或效价不稳定,尽管储存条件适宜,时间过久也会逐渐变质失效,因此要根据药品的性质不稳定程度规定不同的有效期限,对效期药品要在规定的有效期内使用。

6. 微生物和昆虫 许多药品剂型如糖浆剂、胶囊剂、片剂及某些中药类药品等都含有淀粉、油脂、蛋白质、糖类等成分,是微生物的良好培养基和昆虫的饵料,药品在空气中暴露放置,极易被细菌、真菌、昆虫和螨等侵入,使药品腐败、发酵、霉变、虫蛀。

(二)人为因素

相对于其他因素来说,人为因素更为重要,药学人员的素质对药品质量的优劣起着关键性的影响。包括:①人员设置;②药品质量监督管理情况,如药品质量监督管理规章制度的建立、实施及监督管理状况;③药学人员的药品保管养护技能以及对药品质量的重视程度、责任心的强弱、精神状态的好坏、身体条件等。

（三）药品本身因素

水解是药物降解的主要途径,属于这类降解药物的主要有酯类、酰胺类等。如青霉素、头孢菌素类药物的分子中存在着不稳定的β-内酰胺环,在H^+或OH^-影响下很易裂环失效。

氧化也是导致药物变质的常见反应。药物的氧化作用与化学结构有关,许多具有酚类(如水杨酸钠、肾上腺素、左旋多巴等)、芳胺类(如磺胺嘧啶钠)、烯醇类(维生素C)、噻嗪类(如盐酸氯丙嗪、盐酸异丙嗪)、吡唑酮类(如氨基比林、安乃近)结构的药物较易氧化。药物氧化后,不仅效价降低,还可能产生颜色或沉淀。有些药物即使被氧化极少量,也会色泽变深或产生不良气味,严重影响药品的质量。易氧化的药物要特别注意光、氧、金属离子对它们的影响。

药品的包装材料对药品质量也有较大的影响。

三、药品的储存

药品入库后的储存安排,既要考虑入库药品不同的保管特点,又要结合具体的仓储条件,采取科学的管理方法。一般药品都应该按照《中国药典》"贮藏"项下规定的条件进行贮存与保管,亦可根据药品说明书加以妥善保管。同时应按药品的性质、剂型并结合仓库的实际情况,采取"分区分类,货位编号"的方法加以妥善保管。

1. **分区、分类管理**　药品常按药品的剂型分成原料药、片剂、注射剂、酊水剂、糖浆剂、软膏剂等类别,采取同类集中存放的办法保管。然后选择每类药品最适宜存放的地点,将存放地点划分为若干个货区,每个货区又划分为若干货位,并按顺序编号。这种管理方法称为"分区分类,货位编号"。

分区是根据仓库保管场所的建筑设备等条件将库区划分为若干个保管区,以便于分区储存一定种类的药品。

分类是将仓储药品按其自然属性、养护措施及消防方法的一致性划分为若干个类别,分别存放于常温库、阴凉库、冷藏库、麻醉药品库和危险品库。

实行分区分类管理可以有利于保管员掌握药品进出库的规律,有利于清仓盘库,缩短药品收发作业时间,提高药品管理水平。

2. **货位编号**　货位编号是将仓库范围的库房、仓间货架按顺序编号,做出标志,以便于识别寻找。

3. **堆码、存放应符合药品保管的要求**　堆放原则是合理堆放,充分利用空间,保证库房安全,有利于收发,方便工作。药品堆垛应留有一定距离。"五距"适当,即药品与墙、屋顶(房梁)的间距不小于30cm,与库房散热器或供暖管道的间距不小于30cm,与地面的间距不小于10cm。堆码合理、整齐、牢固,无倒置现象。

4. **实行药品保管责任制度**　建立药品保管账和药品卡,正确记载药品的进、出、存动态,经常检查,定期盘点,保证账、卡、货相符。

5. **卫生安全方面**　保持库房、货架的清洁工作,定期进行打扫,做好防火、防盗、防潮、防霉等工作。

四、药品的保管与养护

中药材品种繁多,成分性质各异,为了保持中药材的品质,确保治疗效果,避免发生霉变、虫蛀、走油、变色、走味、风化等现象,必须进行科学的养护。对由于异常原因可能出现质量问题的药品、易变质的药品、已发现质量问题的其他批次药品、储存时间较长的药品、近效期药品,以及首营药品等应适当增加养护次数。

药品养护应设专职或兼职管理人员,配备必要的仪器设备,制订管理计划,建立管理档案。坚持"预防为主"的原则,每月由药库管理人员对库存药品质量进行检查,做好库房温湿度检查记录,注意库房通风换气,并做检查记录。检查发现药品质量问题时应挂醒目的黄色标牌,暂停发货并及时上报。对于药品内包装破损的药品及超过有效期的药品,应清点登记列表上报,必要时监督销毁,由监销人员签字备查,不得随便处理,检查时发现药品质量有疑问要及时进行送检。

1. 中药材贮藏中常见的变质现象　中药在储藏过程中的变质现象是很复杂的,变质不仅取决于各种中药本身的性质,而且和外界环境的影响也有极为密切的关系。通过探讨变质现象的种类,了解发生变质现象的原因,可进行积极防治。

(1) 霉变:中药表面附着的霉菌在适宜的温度、湿度和足够的营养条件下生长繁殖,致使中药的有效成分发生变化而失效。

(2) 虫蛀:指昆虫侵入中药内部所引起的破坏作用。

(3) 变色:变色往往使不少中药变质失效,不能再供药用。

(4) 泛油:中药泛油又称走油或浸油。

(5) 散气变味:是指一些含有易挥发性成分(如挥发油等)的中药因贮藏保管不当而造成挥散损失,使得中药的气味发生改变的现象。

(6) 风化:某些含有结晶水的矿物类药因与干燥空气接触,日久逐渐失去结晶水而变为粉末状态。药材风化后,其质量和药性也随之发生改变。

(7) 潮解:固体药材吸收潮湿空气中的水分,并在湿热气候的影响下,其表面慢慢溶化成液体状态的现象。

> ▶▶ **课堂活动**
>
> 　判断下列药物哪些易霉变、潮解、虫蛀、变色、泛油、散气变味、潮解与风化?
>
> 　党参　山药　当归　枸杞子　白芷　杏仁菊花　苏合香　冰片　黄芪

(8) 粘连:某些熔点比较低的固体树脂类药材及一些胶类药物受潮后粘连结块现象。

(9) 腐烂:某些鲜活类药材因受温度和空气中微生物的影响,引起发热,有利于微生物繁殖和活动而导致腐烂的现象。

2. 影响中药材贮藏质量的因素

(1) 中药变质的自身因素:中药的含水量,各种化学成分如油脂、挥发油、淀粉、色素、黏液质等对中药贮存均有影响。

(2) 影响中药材变质的环境因素

1）空气的影响：空气不但可以促使中药材体内的生物氧化，而且还可为中药材中的害虫及某些微生物提供生存条件。

2）温度的影响：温度升高，使化学成分迅速变质，含有芳香性成分的中药挥发油加速挥发，加快"走油"；温度低于0℃时，会使中药材中的水分结冰。

3）湿度的影响：库房的相对湿度在70%时，对科学化中药材养护最有利；当相对湿度超过75%以上时，会导致发霉、生虫、走油、泛糖、潮解和溶化；当相对湿度低于60%时，中药材因失水太多而出现干裂、发脆。

4）光线的影响：日光照射会引起中药材变色，光线会加速中药材的光化反应，促使中药材氧化分解、聚合，紫外线和热可以使蛋白质变性、色素分解、加速鞣红沉淀。

3. 中药材养护科学化的方法和技术 中药材养护科学化是社会发展的必然，是企业现代化管理的需要，是药品经营质量管理规范认证的要求。为了保证群众用药安全有效，必须运用科学的方法和先进的技术实现中药材养护科学化。中药材在贮藏过程中，根据不同中药材的性质，选择最佳的温度贮藏。还要掌握灵活调节光线，合理发挥光线在中药材养护中的作用。

（1）建立中药材养护档案：每一种中药材在完成质量验收的前提下，入库后必须建立中药材养护档案，将品名、产地、规格、日期等内容记录在案，然后进行详细的分类检查，并将各类中药材的检查结果详细记录在案。

（2）修建符合养护科学化要求的库房：按中药材养护科学化要求，必须修建空气密封和温度可控的库房、红外线干燥库房、紫外线灭菌库房、氮气保鲜库房、冷藏库房等。

（3）控制空气和温度养护：中药材需要在密封的条件下储存，密封库房的结构既要符合控制空气和温度的要求又要讲求科学和实用。即：①气调库房结构：密封库养护中药材要进行气体置换，必然形成库内外的气压差，为防止库房承受高压而崩塌，库体通常选择钢筋混凝土结构。为了降低成本、便于使用和操作，亦可用货柜式密封仓，可以缩小空间，避免造成浪费。密封材料多种多样，以安全、有效、成本低、不泄漏为佳。氮气库房结构亦可视为同气调库房建造。②冷藏库房结构：冷藏库房一般为钢筋混凝土结构，基本要求是绝缘隔热不至于冷气流失，其隔热材料多为软木板和聚苯乙烯泡沫塑料、膨胀珍珠岩等。

（4）实施数字化管理：中药材养护科学化在继承和发展传统的养护技术的基础上，实施科学的数字化管理，如温、湿度调控，含水量测定，灭菌杀虫，保鲜等。实施数字化管理的基础是必须收集和掌握一套完整的科学数据，探明在什么数字下该施行何种养护法，使之自动化和程序化。

（5）应用计算机辅助管理：要建立温度、湿度、红外线、紫外线、冷藏库房等的自动化调控系统，根据档案数据和预警系统，警报自动开启机械开关和设备，或进行遥控，适时进行抽氧、充氮、充二氧化碳等，用数字指令微机完成吸潮干燥、降温、灭虫杀菌等诸项操作。

点滴积累 ∨

1. 库管员应监测常温库、阴凉库的温、湿度条件。

2. 影响药品质量的环境因素有温度、湿度、光照、微生物等。

3. 药品储存应"分区分类，货位编号"。

4. 药库管理人员每月应对库存药品质量进行检查，做好库房温湿度检查记录，注意库房通风换气，并做检查记录。

第五节　特殊管理药品的保管方法

《中华人民共和国药品管理法》第 35 条规定，国家对麻醉药品、精神药品、医疗用毒性药品、放射性药品实行特殊管理，各级医疗单位使用特殊药品必须按照国务院颁发的有关法律法规严格管理。因此，麻醉药品、精神药品、医疗用毒性药品、放射药品是法律规定的特殊药品，简称为"麻、精、毒、放"。另外，根据国务院的有关规定，对易制毒药品和兴奋剂也实行一定的特殊管理。

一、特殊管理药品的管理

特殊管理药品应严格遵照国务院有关部门规定的制度加强管理。

1. **储存**　麻醉药品、第一类精神药品、毒性药品、放射药品等特殊药品绝不能与其他药品混合存放，应专库或专柜集中存放，各品种之间要有适当距离。结合药品的性能考虑贮存条件，如麻醉药品应注意避光保存；放射性药品应存放在铅容器中，避免碰击或拖拉。

2. **保管**　保管要做到"五专"，即专人负责、专柜加锁、专用账册、专用处方、专册登记。麻醉药品、第一类精神药品执行双人双锁保管、专用账卡登记管理制度。

3. **出入库**　严格出入库手续，随时和定期盘点，要求数字准确、账货相符。

4. **销毁**　由于破损、变质、过期失效而不可供药用的麻醉药品、精神药品、毒性药品等应登记造册，向药品监督管理部门提出申请，由药品监督管理部门负责监督销毁。

特殊药品库存明细账

二、易制毒化学品和兴奋剂的管理

易制毒化学品是指国家规定管制的可用于制造毒品的前体、原料和化学助剂等物质。易制毒化学品分为 3 类，第一类是可以用于制毒的主要原料，第二、第三类是可以用于制毒的化学配剂。

1. **保管**　易制毒化学品区要有明显的安全标志，具有防盗报警的装置和通讯设施。储存第一类易制毒化学品（麻黄碱类物质等）实行"五双制"管理，定期盘点，做到账物相符。

2. **出入库**　要有严格的审批手续，保管员经查验无误，相关人员签字后方可出入库。

3. **兴奋剂**　含兴奋剂药品（如蛋白同化制剂、肽类激素）的验收、检查、保管、销售和出入库登记记录应当保存至超过蛋白同化制剂、肽类激素有效期 2 年。

三、危险药品的管理

危险药品是指受光、热、空气、水分、撞击等外界因素的影响可引起燃烧、爆炸或具有腐蚀性、刺激性、剧毒性和放射性的药品。在保管危险药品时，首先必须熟悉各种危险药品的特性，并且严格执行公安部《化学危险物品储存管理暂行办法》《爆炸物品管理规则》《仓库防火安全管理规则》和交通部《危险货物运输规则》中的各项有关规定,采取适当的措施,预防危险的发生。对剧毒物品的管理严格执行"五双"制度,即双人验收、双人保管、双人发货、双把锁、双本账。具体叙述如下:

危险药品的贮藏以防火、防爆、确保安全为关键,其保管方法如下:

（1）放置:危险药品应贮存于危险品仓库内,不得与其他药品同库贮存,远离电源,并有专人保管。

（2）分类堆放:性质相抵触的物品(如浓酸与强碱)、灭火方法不同的物品应隔离贮存;与其他药品同库短期储存时,应保持一定的安全距离,隔离存放。

（3）温度:库内应有通风降温设备,可以利用门窗进行自然通风,或在适当高度装有通风管,炎热季节温度过高,还应采取其他降温措施予以配合。

（4）操作:注意安全操作,搬运时应轻拿轻放,防止振动、撞击、摩擦、重压和倾倒。在室内禁止用铁器开箱或敲打,不得穿钉鞋在库内出入;金属容器避免拖拉或撞击。收发货、开箱、分装、打包等工作应另辟专室进行。

（5）包装:经常检查包装容器是否严密,若发现封口不严、渗漏或有破损等现象,应在指定安全地点进行整修,或及时与有关部门联系处理。

（6）防火:严禁烟火,库房内不得安装火炉,库房门外应配置足够而适当的消防器材,以确保安全。

点滴积累

1. 麻醉药品、精神药品、医疗用毒性药品、放射药品是法律规定的特殊药品,简称为"麻、精、毒、放"。

2. 特殊药品应专库或专柜集中存放,保管要做到"五专",即专人负责、专柜加锁、专用账册、专用处方、专册登记。

3. 剧毒物品、第一类易制毒化学品(麻黄碱类物质等)实行"五双制"管理,定期盘点,做到账物相符。"五双"制度即双人验收、双人保管、双人发货、双把锁、双本账。

第六节　药品的出库和盘点

一、药品出库发放的要求与原则

药品出库是药品在流通领域中的一个重要环节。药品出库是指对销售、调拨的药品出库前进行检查,以保证其数量准确、质量正常。

1. 药品的出库原则　"先产先出""易变先出""近期先出"和"按批号发药"的原则。

（1）先产先出:指库存的同一商品,对先生产的批号尽量先出库。

（2）易变先出:指库存的同一商品,对不宜久贮、易于变质的尽量先出库。

（3）近期先出：即"近失效期先出"，指库存有效期的同一商品，对接近失效期的先行出库。应采取"易变先出"，以免受到损失。

（4）按批号发药：药库发药时应按药品批号顺序，尽量以同一批次内的数量发出，这是药品实行批号管理的要求。

2. 要求低温保存的药品出库移送时，应放置在冰盒内，四周放置冰袋。

3. 过期、变质、失效及其他不合格的药品不得出库使用。

二、药品出库工作程序

1. **药品出库验发** 将发票与实物进行核对，即对货号、品名、规格、计量单位、数量、包装是否相符。效期药品要检查是否过期，还应计算有效期时间是否符合医药商品调拨责任制的规定。

2. **出库凭证制作程序的管理与控制** 出库凭证包括调剂部门的药品请领计划、领药单、出库单；出库凭证应按规定的份数制作；出库凭证应经过必要的审核手续与签名确认。

3. **药品出库检查与复核** 按品种、批号逐一进行检查与复核，药品出库检查与复核记录应保存至超过药品有效期1年，但不得少于3年。

4. **药品出库后的文件管理** 药品出库后的文件管理主要是指出库凭证的装订与存档；出库后的仓库账务处理；出库后的药品库存状况变化信息的处理。

三、药品盘点与结算

药品盘点是对药品实物数量及其价值余额的清点，及时掌握药品库存水平，了解药品积压及短缺状况，是考核药品资金定额执行情况的重要依据。

（一）药品盘点操作流程、对账与结账操作

药品盘点操作前要做好盘点前的准备工作，主要是药品整理和单据整理工作。药品盘点后要完成资料整理、计算盘点结果、结果上报、根据盘点结果找出问题提出改善对策等。

盘点方法包括：①点货（清点库存药品），对卡（对货卡，以卡对账），对账（对药品明细账）。②核对相符应做好盘点标记并盖章；若盘点库存药品数量有盈余或短缺，填制盘点损益情况说明表。

盘点作业包括初点作业、复点作业和抽点作业。初点作业是盘点人员在实施盘点时，按照负责的区位由左而右、由上而下展开盘点。复点作业可在初点进行一段时间后进行，复点人员持初点盘点表，依序检查，将差异填入差异栏。抽点作业是对各小组的盘点结果由负责人进行抽查。

结算操作包括对账和结账。对账就是将账簿上所反映的资料进行内部核对、内外核对，做到账证相符（账簿与凭证）、账账相符（总账与所属明细账）、账实相符（账面数与实物数），在对账中发现差错和疑问应及时查明原因，加以更正与处理。结账是把一定时期内所发生的经济业务全部登记入账后，结算出账户本期发生额和期末余额，结束本期账簿记录。

（二）药品报损与退换货

1. 凡破损、过期、变质等质量不合格药品一律按报损管理制度报废处理。

2. 药库及各药房汇总填写报损单，报损单须写明药品名称、规格、单价、金额及报损总金额，报损原因等,经质量管理小组查验签字,报药剂科主任审核签字,上报分管领导审批。

3. 待批报废药品,应单独集中存放,并有明确标示。

4. 报废药品由保管员、药品会计填写药品销毁单,科主任审核后上报分管领导及主管部门同意后方可按有关规定定期销毁。

ER-6-5

医院药品销毁记录

5. 近效期药品需填写药品报告及处理记录和药库退换药品记录,与供货商协商进行退换货处理。

点滴积累 ╲┈┈┈┈┈┈┈┈┈┈┈┈┈┈┈┈┈┈┈┈┈┈┈┈┈┈┈┈┈┈┈┈┈┈┈┈┈

1. 要建立效期药品月报制度和设置专用卡片, 严格掌握"先产先出、近期先出"等原则。

2. 在保管中, 应注意按效期远近专垛堆放。做好账卡登记, 加强对过期药品、退货药品、不合格药品的管理。不合格药品集中存放于不合格药品区, 应按规定进行报损和销毁。

目标检测

一、选择题

(一) 单项选择题

1. 在医院增加或更新一种药品,需经过(　　)组织讨论通过

A. 医院院务委员会 　　　　　B. 医院药事管理与药物治疗委员会

C. 医院药剂科 　　　　　　　D. 医院专家委员会

E. 医院纪律委员会

2. 下列哪项不是药品采购原则(　　)

A. 公开、公平、公正原则 　　　B. 合法性原则

C. 价格最低原则 　　　　　　　D. 质量第一的原则

E. 诚实守信和保障性原则

3. 药品冷藏库最适宜的温度为(　　)

A. 2～10℃ 　　　　　B. 0～10℃ 　　　　　C. 2～5℃

D. 2～4℃ 　　　　　　E. 0～8℃

4. 药品储存的基本原则是(　　)

A. 按包装大小储存 　　　B. 按生产区域储存 　　　C. 分类储存

D. 按批号储存 　　　　　E. 按生产日期储存

5. 医疗机构药品采购的主要方式是(　　)

A. 集中公开招标采购 　　　B. 询价采购 　　　C. 竞争性谈判采购

D. 集中邀请招标采购 　　　E. 订单采购

6. 防止药品霉坏变质的最基本的条件是(　　)

A. 改进库房的通风条件

  B. 商品保持一定的墙距、垛距和地面的距离

  C. 定期抽检商品

  D. 严格控制库房的温、湿度

  E. 保证长时间光照

7. 医院药品养护工作贯彻的原则是(　　　)

  A. 预防为主   B. 重点养护   C. 质量检查

  D. 账货相符   E. 建立养护档案

（二）多项选择题

1.《药品管理法》中属于特殊管理的药品包括(　　　)

  A. 医疗用毒性药品   B. 麻醉药品   C. 放射性药品

  D. 贵重药品   E. 精神性药品

2. 药品批发和零售连锁企业药品出库发货的原则是(　　　)

  A. 近期先出   B. 先产先出   C. 易变先出

  D. 先进先出   E. 易碎先出

3. 在药品储存过程中,会发生质量变化的外界因素有(　　　)

  A. 温度   B. 湿度   C. 日光照射

  D. 空气中的氧   E. 霉菌

4. 药品储存保管严格执行双人双锁管理制度的是(　　　)

  A. 放射性药品   B. 一类精神药品   C. 麻醉药品

  D. 不合格药品   E. 毒性药品

5. 药品的入库验收内容包括(　　　)

  A. 数量验收   B. 包装验收   C. 特殊管理药品验收

  D. 重量验收   E. 质量验收

6. 根据药品储存的温度要求,药品仓库的分类包括(　　　)

  A. 冷藏库   B. 阴凉库   C. 保温库

  D. 常温库   E. 特殊药品库

二、简答题

1. 药品仓库的分类有哪些?

2. 试述药品集中采购的程序。

3. 试述药品库验收的检查内容。

4. 中药入库验收的目的是什么?

5. 试述中药材(中药饮片)变质现象。

6. 试述药品储存的分区分类及堆垛原则。

7. 影响中药材(中药饮片)贮藏质量的因素有哪些?

三、实例分析题

2016 年 3 月 11 日,山东省济南市公安局查获了一起毒疫苗案件。2010 年以来,庞某从上线疫苗批发企业人员及其他非法经营者处非法购进 25 种儿童、成人用二类疫苗,未经严格的冷链存储运输销往全国 18 个省市,涉案金额达 5.7 亿元。毒疫苗事件在舆论场中引起较大的恐慌情绪。试分析疫苗的储存及运输要求。

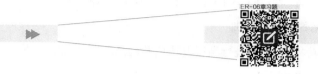

ER-06章习题

（胡清宇）

ER-实训三PPT

实训三　医院药品储存与养护技能实训

【实训目的】

1. 熟悉普通药品的储存条件和质量要求。

2. 掌握药品养护工作的相关要求。

3. 能对近效期药品进行正确处理。

4. 能对药品进行有效管理。

【实训内容】

1. 实训用品和环境

（1）模拟医院药库库房

1）准备物品:药品架、医院各类常用药品的空药盒、库房温湿度计、部分合格和不合格药品(用于药品质量的验收)、整箱氯化钠或葡萄糖。

2）药品说明书,医院药品入库验收单、药品明细账单、近效期药品催销表、库房温湿度记录表和不合格药品确认、报损审批表,发票、实物、随货通行、质检报告单,验收记录本,生物制品、血液制品的批签发证复印件,进口药品的注册证复印件。

（2）医院药库库房实地实训。

2. 实训方法和步骤　将学生分为 3 组,轮流完成以下 3 项药库实训任务。

任务 1　普通药品入库验收技能实训

将组内成员进行工作任务分配,分别扮演质量验收员和记录员,对新入库药品进行入库验收,包括数量验收、包装验收、质量验收和特殊管理药品验收,并填写药品入库验收单。具体验收内容有:

1. 核对发票、实物、随货通行、货账所示的药品名称、剂型、规格、批准文号、批号、有效期、生产厂商、供货单位、数量及价格是否一致。

2. 检查药品内、外包装是否完整、清洁,有无破损、污染、渗漏或封条损坏等包装异常现象。

3. 标签和说明书印字应规范、清晰。

4. 特殊管理药品、外用药品、非处方应有标识。处方药品标签、说明书上是否有相应的警示语或忠告语。特殊药品应双人验收。

5. 进口药品验收时检查药品包装是否注明中文名称、生产企业、国别、有效期、主要成分、中文说明书。

6. 填写药品入库验收单(表1)及药品报损登记表(表2)。

任务2　药品养护技能实训

组内成员分成两组,分别进行温湿度读取和药品效期管理的实训。

1. 温湿度计的数据读取及记录

(1) 通过读取药品说明书,找到该药品储存养护的控制温湿度要求。

(2) 学习温湿度计的数据读取及记录方法。

(3) 学习调节湿度及温度计定期校正的方法。

(4) 填写药品温湿度监控记录表(表3)及药品养护档案表(表4)。

2. 药品的效期监控　组内学生对入库的大量药品(准备好的空药盒)进行两个方面的实训。

(1) 药品效期的判断:学生判定近效期药品、失效期药品、应退回药库药品等,确定不能进入调剂部门的药品、应尽快使用的药品、应退回药库的药品。

(2) 不同效期药品的药库存放方法。

(3) 填写近效期药品处理登记表(表5)。

任务3　药品储存技能实训

组内成员分成两组,分别进行药品储存条件和高危药品储存的实训

1. 普通药品的储存

(1) 通过每种药品说明书解读各种药品的存储条件。

(2) 设置模拟药库:常温库、阴凉库、冷藏库(可用纸盒制作3个药库,写好每个库的温度条件)。

(3) 学生将课前准备的药品空盒放入相应的库房。

2. 相似药品的辨别与储存　收集易混淆药品药盒或PPT展示易混淆药品的照片,让学生辨别相似易混药品,学会这类药品的存放原则。

【实训注意】

1. 任务1的重要知识点

(1) 应当按照药品批号查验同批号的质检报告单,质检报告单应加盖供货单位质量管理专用章原印章。

(2) 除特殊要求外,同一批号的药品应当至少检查1个最小包装,核对包装、外观、标签和说明书以及相关的合格证明文件。

(3) 任何一项验收检查不符合要求的,应拒绝接收,并登记和做好处置记录。

(4) 验收记录必须保存至超过药品有效期1年,但不得少于3年。

（5）验收人员应当在验收记录上签署姓名和验收日期。

2. 任务 2 的重要知识点

（1）调节湿度的方法有应用除湿机、干燥剂；调节温度的方法有应用空调、冷库、冰箱。

（2）温度计定期校正方法：①各个部门每个季度需使用校准温度计对部门内的全部温度计进行校准；②若温度计温度与校准温度计偏差大于 1℃，需向科室申请更换新的温度计；③对室温温度计或阴凉库的温度计校准时，需与校准温度计在同一空间内放置，校准时间需大于 2 小时；④对冰箱内的温度计或冷库内的温度计进行校准时，校准温度计需放置在冰箱内或冷库内，校准时间需大于 2 小时；⑤校准结束后需在温度计校准记录本上填写校准记录；⑥校准记录需填写校准时间、地点、负责人、温度计放置位置、温度计校准数量、更换温度计数量。

（3）药品效期监控：①"先进先用、近期先用"的原则；②一般应采购有 6 个月以上的药品，3 个月有效期的药品原则上不进入调剂部门，如特殊需要，应贴上"近效期药品"的提示标签；③每月定期公布有效期在 6 个月内的药品目录，信息系统对 6 个月内的近效期药品定期报警，加快内部调剂使用近效期药品，并联系供货商进行退货更换，避免药品失效（表 5）；④有效期不足 1 个月的药品应退回药库，存放于红色退药区并上报质量监控部门处理；⑤失效药品报废应按照药品质量监控程序要求，上报分析原因。

3. 任务 3 的重要知识点

（1）药品库房的温度要求为常温库（0 ～ 30℃）、阴凉库（20℃ 以下）、冷库（2 ～ 10℃）；湿度在 45% ～ 75%，每日上午 9:30 ～ 10:30、下午 15:00 ～ 16:00 各测 1 次，定时对库房的温湿度进行记录。超出规定范围及时采取调控措施，并予以记录（表 3）。

（2）易混淆药品、相似药品管理制度

①易混淆相似药品的分类：品名相似的药品、包装相似的药品、成分相同厂家不同的药品、规格不同的相同药品。

②各部门根据日常工作容易错发的药品，归纳制度出相似药品目录，通过在药品放置位置留置不同类型的醒目标志提醒药师特别注意，保证药品出库、调剂准确无误。

③对于易混淆的相似药品，定期安排药师进行清点建立记录，保证出现问题及时发现并纠正。

④对于品名相似的药品，如药效相同、品名相似的药品，在药品柜中分开放置并留置醒目标志特别注意；如药效不同、品名相似的药品，要分柜放置并留置醒目标志作为提醒。

⑤对于包装相似的药品，从药库到药房要双人复核；如药效相同、包装相似的药品，要分柜放置并留置醒目标志特别注意。

⑥对于成分相同厂家不同的药品，在其放置的地方留置醒目标志，并在标志上标明产地以便于区分。

⑦对于规格不同的相同药品，在其放置的地方留置醒目标志，并在标志上标明规格以便于区分。

（3）易混淆药品是指外包装、品名等相似的药品。例如厄贝沙坦胶囊和厄贝沙坦片及厄贝沙坦氢氯噻嗪片，胶囊是国产的，片是进口的安博维，最后是安博诺，多了利尿的成分。

表 1 普通药品入库验收记录单表

日期	发票单据号	入库单号	药品名称	剂型	单位	数量	生产批号	有效期	生产单位	批准文号	供货单位	质量情况	验收结论	验收人	保管人	备注

表 2 药品报损登记表

日期	药品名称	剂型	规格	批号	有效期	生产商	报损数量	报损金额	报损原因	经手人	批准人

对存在问题的处理情况：

表3　温湿度监控记录表

适宜温度：　~　℃　　适宜相对湿度范围：　%~　%

日期	上午						下午					
	温度℃	相对湿度%	如超标采取何种养护措施 :~:	采取措施后 温度℃	采取措施后 相对湿度%	记录人	温度℃	相对湿度%	如超标采取何种养护措施 :~:	采取措施后 温度℃	采取措施后 相对湿度%	记录人
1												
2												
3												
4												
5												
6												
7												
8												
9												
10												
月平均温度		月最高温度		月最低温度		月平均湿度		月最高相对湿度		月最低相对湿度		

检查时间为上午 9:30~10:30，下午 15:00~16:00

表 4　药品养护档案表

检查日期：　　　年　　月　　日　　　　　检查人员：_____

检查养护项目	检查内容	检查情况
药品储存环境	药品储存环境的温度、湿度以及防潮、防虫、防污染、防鼠、防霉、防尘及卫生状况等情况	
药品的储存摆放	药品是否按照药品分类摆放，摆放是否合理规范	
药品养护设施设备	调节温湿度、中药调剂及调剂量具等的设施设备情况	
药品的质量检查	对药品的外观性状进行检查，如片剂是否有裂片、霉点等；冲剂是否吸湿结块；口服液等是否浑浊、沉淀；玻璃是否破裂；中药饮片是否有霉变、虫蛀、霉变等	

检查的药品类别为_____品种，_____个，其中近效期药品_____品种数_____个，有质量问题品种数_____个，需要列入重点养护品种的药品明细表及处理情况附后

需要列入重点养护品种的药品明细表

药品名称	规格	生产厂家	批准文号	批号	有效期	单位	数量	质量情况	确定理由	养护员

表 5　近效期药品处理登记表

药品名称	包装规格	库存数量	生产厂家	药品批号	有效期	供应商	登记人签字	采购人员签字	处理措施	处理结果	处理日期

【实训检测】

1. 药品养护和储存保管的意义是什么？

2. 加强药品出入库检验的目的何在？

3. 如何处理近效期药品？

4. 重点养护的品种有哪些？

【实训报告】

医院药品储存与养护技能实训

专业＿＿＿＿＿＿＿＿班级＿＿＿＿＿＿＿＿学号＿＿＿＿＿＿＿＿姓名＿＿＿＿＿＿＿＿分数＿＿＿＿＿＿＿＿

实训目的：

步骤和方法：

1. 普通药品入库验收

2. 药品养护

3. 药品储存监测及破损药品确认处理

实验结果和分析：

1. 填写入库验收单

2. 填写库房温湿度记录表

3. 填写近效期药品处理登记表

4. 填写药品报损登记表

5. 填写药品养护档案表

启发及体会：

报告日期：　　　年　　月　　日　　　　　　　　　　教师签名：

【实训评价】

医院药品储存与养护技能实训评价指标

姓名：＿＿＿＿＿＿＿＿　　　　班级：＿＿＿＿＿＿＿　　　　学号：＿＿＿＿＿＿＿＿

实训项目	评价指标	优	良	及格	不及格	得分
入库验收（20 分）	出入库验收记录（20 分）	20	16	12	8	
药品养护（40 分）	库房温湿度记录表（20 分）	20	16	12	8	
	药品养护档案表（20 分）	20	16	12	8	
药品储存（40 分）	近效期药品处理登记表（20 分）	20	16	12	8	
	药品报损登记表（20 分）	20	16	12	8	
合计得分						
存在的问题						
监考教师：			考核时间：			

（刘　力）

第七章

临床药学

ER-07章PPT

导学情景 ∨

情景描述：

    陈先生因"急性上呼吸道感染"就诊于某院急诊科，医师给予正常剂量的头孢哌酮舒巴坦进行治疗。患者用药第2日后自觉症状有所好转，赶赴同学聚会，席间饮用一杯红酒，随即出现眩晕、心慌、气急、呼吸困难、恶心、心前区不适、濒死感等症状，遂再次就诊，医师询问患者详细情况，诊断为"双硫仑样反应"，经抢救上述症状消失，生命体征好转。

学前导语：

    这是一起药品不良反应的案例。头孢哌酮舒巴坦为含有甲硫四氮唑基团的头孢菌素类药物，它会抑制肝细胞线粒体内乙醛脱氢酶的活性，使乙醛产生后不能进一步氧化代谢，使用该类药品期间饮酒会导致体内"乙醛蓄积"而中毒，即"双硫仑样反应"的发生。本章我们主要学习的内容是临床合理用药以及临床药师的主要职责和工作内容，包括治疗药物监测、药品不良反应监测、处方点评、特殊人群合理用药指导等，以及合理用药的管控措施。

    临床药学是以患者为中心，以合理用药为主要核心内容，以提高用药质量为目的的一门医药结合型、综合型药学分支学科。临床药学伴随着药剂学、药理学、治疗学等新理论、新技术的发展而形成，通过临床药师深入临床实践而得到实施和发展。临床药学是医学和药学的桥梁学科。

    临床药学彻底改变了医院药学的工作模式，使医院药学的工作由"以药物为中心"转移到"以患者为中心"，由传统的药物供应转变为直接面向医师和患者的药学技术服务，给患者提供高质量的、负责的药物治疗。这种由临床药师、医师、护士共同参与患者的药物治疗模式，进一步体现了医疗服务以人为本的原则，促进了医疗技术水平的提高。

第一节 概述

一、临床药学的主要内容

1. **参与临床药物治疗** 临床药师深入临床，面向医师和患者，参与药物治疗，这是临床药学最基本和最重要的内容。要求临床药师参与医师查房、病例讨论、抢救等医疗活动；了解病情，书写药历；审核用药医嘱或处方，与临床医师共同进行个体化用药方案的设计、实施与监护，与医师共同对药物治疗负责。同时对患者进行用药指导,提高药物治疗的质量。

2. 开展药学监护 是指临床药师直接面向患者,为患者提供直接的、负责的、全程的药物服务,以维护患者的健康,改善其生存质量。对慢性病患者和特殊人群,提供个性化药学服务,制订个体化给药方案。

3. 治疗药物监测 采用不同的测试手段,对重点药物进行血药浓度监测,主要研究血液中的药物浓度与毒性的关系,以制订出最佳的给药方案,减少或避免药物不良反应的发生。

4. 药学信息和药物咨询服务 向医务人员和患者提供及时、完整和可靠的药学信息;开展药物咨询和合理用药教育和指导,指导患者安全用药。

5. 药品调剂服务 做好处方审核,做好药品调剂的技术指导,包括指导护士做好药品请领、保管和正确使用的工作,开展静脉药物集中调配工作。

6. 药物安全性监测 包括药品不良反应(ADR)的收集、整理和报告等工作;用药失误和药物不合理应用等的监测;新药上市后的安全性和有效性检测和分析反馈工作;抗菌药物临床应用监测和超常预警等。

7. 处方点评 处方点评是依据相关法律法规,对处方书写、药物使用适宜性进行评价,发现存在或潜在的问题,制订并实施干预和改进措施,促进药物合理应用的过程。目的是提高处方质量,促进合理用药,保障医疗安全。

8. 用药教育和用药指导 参与临床药学教育和临床药师培训,开展或参与社区药学服务。

9. 临床药学研究 进行药物经济学评价,进行临床用药配伍和相互作用的实验研究和咨询,开展药动学和药效学、新制剂开发、急救药学等研究工作,为合理用药和医院药事管理提供依据。

二、临床药师的基本要求和临床药师制

(一) 临床药师的准入条件和要求

临床药师是指以系统药学专业知识为基础,并具有一定的医学和相关专业基础知识与技能,直接参与临床用药,促进药物合理应用和保护患者用药安全的药学专业技术人员。

1. 临床药师的准入条件及基本要求 临床药师应当具有高等学校临床药学专业或药学专业本科毕业以上学历,并经过规范化培训。

临床药师应具有扎实的临床药学专业基础理论知识和相关理论知识,熟悉本专业有关的法律法规,了解临床药学的国内外现状和发展趋势;懂医精药,掌握常见疾病药物的治疗方案设计与评价方法;对某一临床专科的用药,具有发现、解决、预防潜在或实际存在的用药问题的能力;具有获取药物新信息和新知识的能力,以及沟通交流、文字表达、用药指导等能力。

2. 临床药师的设置标准 2011 年,原卫生部《医疗机构药事管理规定》明确医疗机构应当配备临床药师。临床药师应当全职参与临床药物治疗工作,对患者进行用药教育,指导患者安全用药。应当建立由医师、临床药师和护士组成的临床治疗团队,开展合理用药工作。医疗机构根据本单位性质、任务、规模配备适当数量的临床药师,三级医院临床药师不少于 5 名,二级医院临床药师不少于 3 名。一些临床药学工作开展较好的医院,临床药师数量已远超规定要求。

3. 临床药师职业道德要求 临床药师岗位服务于公众,遵从药师职业道德规范应是临床药师的首要工作准则。应坚守以下职业道德要求:①爱岗敬业,尽职尽责;②关心患者,热忱服务;③一视同仁,平等对待;④尊重人格,保护隐私;⑤团结合作,紧密配合;⑥坚守道德,合理用药;⑦认真负责,全心全意;⑧尊重科学,精益求精;⑨语言亲切,态度和蔼;⑩廉洁自律,维护清誉。

（二）临床药师制

2002 年原卫生部和国家中医药管理局颁布的《医疗机构药事管理暂行规定》(卫生部卫药发〔2002〕24 号文件)中明确指出,医疗机构要"逐步建立临床药师制"。2005 年原卫生部颁布《医院管理评价指南(试行)》,进一步明确要求建立临床药师制度,要求药学部门进一步推进"以患者为中心"的药学管理工作模式,开展以合理用药为核心的临床药学工作,并广泛实施临床药师培训的试点工作。

2007 年原卫生部医政司下发《关于开展临床药师制试点工作的通知》及《临床药师制试点工作方案》,探索在职临床药师培养模式和标准,以研究制定临床药师的准入标准、岗位职责、工作模式、工作管理制度与评价标准,促进临床药师制的健康发展。该通知正式提出临床药师是临床治疗团队的成员之一,应与临床医师一同参与日常性查房、会诊,参与危重患者的抢救和病案讨论,书写药历,为患者和医务人员提供用药信息和咨询服务。2009 年年底临床药师制试点工作结束,原卫生部在全国范围内大力推行临床药师制工作,具有中国特色的临床药师制就此建立。临床药师队伍正逐步成长,将更好地发挥临床药师在合理用药中的作用。

点滴积累 ╲

1. 临床药学以患者为中心,以合理用药为核心,实现给患者高质量的、负责的药物治疗。
2. 临床药学的主要内容包括参与临床药物治疗、开展药学监护、治疗药物监测、药学信息和药物咨询服务、药品调剂服务、药物安全性监测、处方点评、用药教育和用药指导、临床药学研究。
3. 临床药师制将促进临床药师队伍建设,更好地发挥临床药师在合理用药中的作用。

第二节 合理用药

随着医药科学的发展,用于防病治病的药物品种也在迅速地增加,然而临床药物治疗水平并未伴随着药品的增加而提高,浪费药品、延误治疗、药疗事故等不合理用药现象在国内仍较严重,严重危及人类的健康与生命安全。WHO 统计资料表明,各国住院患者的药物不良反应发生率为 10% ~ 20% ,5% 因用药不当死亡,可见合理用药的重要性。

一、合理用药的基本要素

合理用药即以当代药物和疾病的理论知识为基础,安全、有效、经济、适当地使用药物。以患者为中心的合理用药是临床药学的核心工作。安全、有效、经济、适当构成了合理用药的基本要素。

1. 安全性 是合理用药的基本前提。用药者用药后的风险轻者稍有不适,重者致残、致命,安全用药强调让用药者承受最小的治疗风险以获得最大的治疗效果。

2. 有效性 是安全用药的首要目标,通过药物作用达到预期的目的。

3. 经济性 即以尽可能少的药费支出取得尽可能大的治疗效益。在我国卫生保健的专项经费还十分有限的情况下,经济地使用药物可减轻患者和社会的经济负担,有助于维持人类及其卫生资源的长期、可持续性发展。

4. 适当性 是实现合理用药的基本要求和核心内容。即将适当的药品,以适当的剂量,在适当的时间,经适当的途径,给适当的患者,使用适当的疗程,达到适当的治疗目标。

ER-7-1

合理用药的
适当性

合理用药体现了"以人为本"的现代治疗学思想,有助于新药的保护,趋利避害,合理配置药品资源,对维护个体、人群以及整个人类的利益具有重要意义。

▶▶ **课堂活动**

分析下列情况哪些是合理用药? 哪些是不合理用药?

1. 头孢噻肟钠用于急性扁桃体炎。

2. 26 岁感冒患者, 无发热, 无咳痰, 服用左氧氟沙星片和酚麻美敏片。

3. 降压药每日服用 1 次, 上午 8~9 点服用。

二、不合理用药的表现及影响因素

（一）不合理用药的表现及后果

1. 不合理用药的主要表现 主要表现为无明确指征用药,在需要药物治疗时使用错误的药物,超适应证选药,违反用药禁忌,剂量过大或过小,疗程过长或过短,用药种类或复方过多,用药不计成本-效果,随访与遵从医嘱差等。

不合理用药的主要品种集中在抗菌药、激素、注射剂、解热镇痛药及抗癌药等。抗感染药物的不合理用药问题最为严重,具体表现为发热患者无论何因,明知是病毒感染也用抗感染药,以及外科手术前后大量预防性应用抗生素。肺部感染药物滥用现象也十分普遍,成本效果差,细菌耐药问题严重,用药者做细菌培养与药敏试验的病例不足 10%。另外,低热或已退热仍用解热镇痛药者普遍存在;激素当作一般解热镇痛或消炎药使用,适应证过宽,造成不良反应发生率增高;注射剂联合用药的配伍禁忌问题(10%~30%)和中西药联合用药的药物相互作用等不合理用药问题给用药者带来严重后果。

2. 不合理用药的后果 不合理用药是全世界的共性问题,我国的不合理用药问题十分严重。不合理用药不仅延误了患者的疾病治疗,产生药物不良反应和药源性疾病,甚至是药疗事故,给患者和家人带来巨大的痛苦和经济负担。从国家整体来看,无病用药、重复用药和无必要的合并用药、处理药物不良反应和治疗药源性疾病都需要耗费国家大量的医药资源。因此,不合理用药影响了我国医药卫生事业的健康、稳定和可持续性发展。

（二）影响合理用药的因素

1. 人的因素 主要体现在医师、护士、药师和患者个人任何一方的知识不足或知识更新不足以及操作失误。

（1）医师方面：医师是诊断、治疗疾病的主要责任者，责任心不强、诊断和应用药物不正确、知识更新不及时、过时的处方习惯和医德医风问题都可能造成不合理用药。

（2）患者方面：患者是药物的最终使用者，由于理解错误、记忆力问题、经济收入问题和不能耐受不良反应等，有些患者不遵从医师的治疗方案（依从性差），还有些患者盲目听从他人或媒体的宣传滥用药品，造成不合理用药。

2. **对药物作用规律研究水平的限制**　药学相关学科如临床药理学、临床药物治疗学等的发展，已经使临床药物治疗水平有所提高，但事实上在某些领域对药物作用规律的认识还处于初级阶段。如药物相互作用规律、时辰药理学、遗传药理学和药物基因组学的研究与个体化用药方面，有待于医药研究工作者的不断发现和探索，以给合理用药提供充分的理论依据。

3. **其他因素**　法律与法规不够完善、药品的管理和供应发生混乱、供应过期药物和国家非基本药物、药品推销活动对消费者的误导、企业无序竞争、商品名称多而混乱、假药和劣药的出现等都可能是不合理用药的形成因素。医疗机构对不合理用药缺乏有效的管理措施，社会零售药店任意销售处方药品也给不合理用药提供了条件。

知识链接

"七个正确"原则

"世界未来发展的巴塞尔共识"（2015 修订版）提出医院内所有与药物使用有关的环节都应当遵循"七个正确"原则：正确的患者、正确的药品、正确的剂量、正确的给药途径、正确的药物信息、正确的文档记录、正确的用药时间。

三、合理用药的基本原则和管控措施

（一）合理用药的基本原则

1. 正确诊断疾病并选择适合的药物　误诊必然误治，容易发生药物伤害，引起医疗纠纷和事故。正确的诊断以及用药有明确的指征和适应证是合理用药的首要条件。尽可能选用安全有效的药物进行治疗。

2. 科学应用临床诊疗指南指导用药　医师选用最新的、高级别的诊疗指导用书是合理用药的重要保证，如《中国国家处方集》（2010 版），是我国第一部统一的国家级权威性的处方集，是合理用药的指导性文件，提出了用药原则和具体药物治疗方案及药物适应证、禁忌证、不良反应、合理用药提示等。

3. 强化用药风险意识，做好用药前的风险评估与控制　医师、药师和护士要尽到对患者高度注意的义务，注意识别过敏体质、特殊人群等高危患者，谨慎使用注射剂等高风险药物，注意是否存在禁忌证和慎用的情况。

4. 做好用药前后的药物监护、监测、用药护理及不良反应的处理。

（二）安全用药的管控措施

目前国内外合理安全用药的研究方法和管控措施主要包括以下几个方面：

1. 国家合理用药的相关法律法规 我国对合理用药的管控高度重视，先后出台了《药品管理法》《医疗机构药事管理规定》《抗菌药物临床应用指导原则》《处方管理办法》《药品不良反应报告和监测管理办法》《医院处方点评管理规范（试行）》等国家法律法规，与国际相关专业和机构已经逐步接轨。

2. 医院对合理用药的管控 医疗机构设立药师管理和药物治疗学委员会，作为促进合理用药的领导组织，药学部门在其领导下开展合理用药的各项工作。

（1）医院建立合理用药的动态监测和预警机制，建立合理用药的制度、规范和流程，建立医院药品目录和处方集，进行处方点评，形成合理用药的管理体系。

（2）规范和约束医师的用药行为。按照严格的处方管理制度，对医师的医嘱和处方量严格控制，制止大处方、多种类合并用药等不合理用药的现象。

（3）发挥药师在保障合理用药中的作用。临床药学所有的研究内容和措施都是为完成合理用药服务的，建立临床药师制，药师参与临床治疗团队，加强处方点评规范管理、血药浓度监测和药品不良反应监测，对患者和医务人员进行全方位的药学服务，成为有效防范不合理用药的重要保障。

3. 药物警戒 世界卫生组织（WHO）关于药物警戒（pharmacovigilance，PV）的定义即发现、评估、理解和预防不良反应或其他任何可能与药物相关问题的科学和活动。

药物警戒快讯（总第 169 期）

药物警戒利用"数据挖掘"和病例调查报告等手段，发现药物的一些不常见的副作用和不良反应，以确定药物与不良反应之间的相关性，对药物的安全性进行评价。PV 是在药物流行病学的基础上发展起来的一门学科，是监测和遏制药品不良反应的重要措施和方法。我国的药物警戒由国家药品监督管理局药品不良反应监测中心负责信息发布。

知识链接

中国药物警戒及国际合作

2007 年 11 月 29 日举行第一届中国药物警戒研讨会，我国在现有药品不良反应监测体系的基础上建立了药物警戒制度。

药物警戒领域中，国际合作的主要基础是世界卫生组织国际药物监测计划（WHO international drug monitoring programme），对此有 80 多个成员国通过并形成系统，鼓励医疗保健人员记录和报告发生在他们治疗的患者中的药物不良反应。

成员国将他们的报告发送给 WHO 乌普萨拉监测中心（Uppsala monitoring centre），经该中心处理、评估后输入 WHO 国际数据库。当某药有若干个不良反应报告时就可能引发一个信号，将可能存在危险的警告通报给成员国。

4. 合理用药国际网络及相关软件的开发应用 1989 年美国卫生管理中心牵头组建了"合理用药国际网络"（international network for rational use of drug, INRUD），与 WHO 基本药物行动委员会合作，以推进合理用药为目标。为保证合理用药工作的开展，相关软件的开发也起到了非常重要的作用，如临床药物咨询服务系统、药物不良反应软件、药物相互作用软件、注射剂配伍审查系统等，在医师工作站、护士工作站、静脉用药调配中心输入医嘱即可自动监测，阻止用药错误和不合理用药。

四、特殊人群的合理用药

（一）老年人合理用药

随着人民生活水平的提高，老年人口数量不断增加，在一些发达国家，老年人占总人口的比例已达到15%。老年性疾病多而并发，用药机会及种类较多，主观选择药物要求高，用药个体差异大，用药依从性差（平均为59%）。因此，老年人合理用药问题也日益引起重视。

老年人的生理生化功能衰退，血药浓度随增龄而增高，对药物的反应比年轻人强，易发生不良反应甚至中毒。老年人的用药量应按照最大疗效和最小不良反应的原则，《中国药典》规定 60 岁以上的老年人应用成人剂量的 3/4，实际用药时最好采用个体化用药，一般推荐成人剂量的 1/2、2/3 和 3/4，尽量采用口服给药途径，选择每日只服用 1~2 次的药物，书面写清服药方法，提高依从性。老年人应用镇静催眠药、抗精神病药、解热镇痛药、镇痛药、抗高血压药、利尿药、抗凝血药等不良反应发生率高，应定期随访，必要时进行用药监测。

（二）小儿合理用药

新生儿、婴儿、儿童为小儿生长发育的 3 个阶段，由于不同年龄期身高、体重、体表面积、药动学及药效学的特殊性，小儿用药剂量必须根据体重来进行折算，用药时注意延长给药间隔时间，不可给药次数过多。新生儿用磺胺类药物易发生脑性核黄疸，应禁用；1 岁以下的婴幼儿禁用吗啡、氯霉素；8 岁以下的儿童用四环素类药物易造成四环素牙，应禁用；18 岁以下的儿童应用喹诺酮类药物可能发生软骨损害，应避免应用；氨基糖苷类药物可致耳毒性，应慎用。

儿科用药首选的给药途径为口服。新生儿一般不用皮下和肌内注射给药，容易吸收不良和造成神经损伤，可肌内注射的小儿也要注意避免局部结块。婴幼儿皮肤角化层薄，应注意药物用药时间不要太长，以免吸收中毒。静脉滴注速度不能过快、过急等。

案例分析

案例

男，3 岁，感冒、流涕 2 天，在家服用感冒药仍不见好转，现又伴有剧烈咳嗽，来医院诊治，医师开出下列处方，请分析是否合理？ 为什么？

Rp.

氧氟沙星胶囊 0.1g×12 粒

Sig. 0.1g b.i.d. p.o.

小儿速效感冒片 2g×12 片

Sig. 2g t.i.d. 温水冲服

小儿百部止咳糖浆 100ml

Sig. 10ml t.i.d. p.o.

分析

上述处方不合理。氧氟沙星胶囊为喹诺酮类药物,该类药物的作用机制为抑制脱氧核糖核酸(DNA)的合成。动物实验表明,该类药物能使幼龄动物承受重力关节的损害,并能抑制四肢的增长发育,促使少数动物产生骨骺端结构破坏,并可发生关节病。故建议在骨生长期、孕妇、哺乳期妇女及婴幼儿中禁用或限制性使用此类药物。

(三) 妊娠期和哺乳期妇女合理用药

妊娠期和哺乳期妇女用药关系到下一代的健康,如用药不当,将会产生不良影响。1956 年妊娠早期妇女服用沙利度胺(反应停)后发生近万例海豹畸胎,引起全世界对药物致畸作用的重视。为最大限度地避免对胎儿的伤害,一般要求孕妇应避免使用任何药物,尤其是妊娠头 3 个月的药物致畸危险性大。必须用药时应在医师和执业药师的指导下,选用无致畸作用的一些药物。对未知是否有致畸作用的新药,孕妇应尽量避免使用。孕妇发生感染应避免应用四环素、氨基糖苷类药物;发热可选用对乙酰氨基酚,而不用阿司匹林,后者可能造成过期妊娠、产程延长和产后出血。

知识链接

妊娠期用药的危险性等级标准

1979 年美国食品药品监督管理局(FDA)颁布的药物对胎儿的危险性等级标准为:

A 类:对照研究显示无害。已证实此类药物对人胎儿无不良影响,是最安全的。

B 类:对人类无危害证据。动物实验对畜胎有害,但在人类中未证实对胎儿有害;或动物实验对畜胎无害,但对人类尚无充分研究。如头孢菌素类、青霉素类、红霉素、胰岛素、对乙酰氨基酚等。

C 类:不能除外危害性。动物实验可能对畜胎有害或缺乏研究,在人类尚缺乏有关研究,但对孕妇的益处大于对胎儿的危害。如喹诺酮类、金刚烷胺、地塞米松、颠茄、硝酸甘油等。

D 类:对胎儿有危害。市场调查或研究证实对胎儿有害,但对孕妇的益处超过对胎儿的危害。如口服降血糖药物。

X 类:妊娠期禁用。在人类或动物研究或市场调查均显示对胎儿的危害程度超过了对孕妇的益处,属妊娠期禁用药。如利巴韦林。

注意:在妊娠前 3 个月以不用 C、D 和 X 级药物为好。

哺乳期妇女服用药物可以从乳汁中分泌,大部分药物从乳汁中的分泌浓度较低,不超过日摄入量的 1%,但少数药物如红霉素、磺胺甲噁唑、地西泮从乳汁中的排出量大。哺乳期妇女如必须用药治疗时,服药时间应是在哺乳后 30 分钟至下一次哺乳前 3 ~ 4 小时,应选择乳汁排出少、相对比较安全的药物。

点滴积累 \/

1. 合理用药的基本要素是安全、有效、经济、适当。合理用药是临床药学的核心内容。
2. 合理用药的基本原则是选择适合、安全有效的药物；科学应用临床诊疗指南指导用药；做好用药前的风险评估与控制；做好用药前后的药物监护、监测、用药护理及不良反应的处理。
3. 老年人、小儿、妊娠期和哺乳期妇女是用药的特殊人群，极易引起严重的不良反应，在选药、用药剂量、方法和用药指导等方面需高度重视，必要时需用药监测。

第三节　治疗药物监测

临床用药表明，在应用常量药物时有些患者会出现超出预期的强烈反应，甚至引起不良反应，而有些患者发挥作用却不明显，可见临床用药仅凭药品说明书上的适应证和常规剂量是不够的。尤其对于一些安全范围窄、个体差异大或需要长期使用的药物，开展血药浓度监测可有效促进药物的安全、有效应用。医师可以根据患者个体情况，制订个体化用药方案，并随着病情的变化适时调整治疗方案。

一、治疗药物监测的意义

1. 治疗药物监测　治疗药物监测（TDM）是以药动学和药效学的基础理论为指导，借助先进的分析技术测定患者用药后体内的血药浓度或其他体液中的药物浓度，并通过数据的计算处理，实现治疗方案的个体化，避免或减少不良反应，提高疗效。

2. 治疗药物监测的意义　目前的分析技术可以测定绝大多数药物的血药浓度，TDM 与日常医疗实践相结合有效地提高了临床用药的安全性和有效性，实现了个体化用药，减少了药品不良反应；TDM 有助于药物过量导致中毒的诊断，避免不良事件的发生；有助于判断患者用药的依从性情况；提高患者的用药安全，缩短住院时间，节约医疗支出；如果药物对患者没有治疗效果，通过 TDM 可有效识别没有治疗效果的患者，有效地促进合理用药工作的开展，对提高患者的生活质量具有重要意义。

二、需要治疗药物监测的药物和情况

临床应用的药物很多，但并不是所有的药物都需要进行监测，当前临床经常使用的药物中，需要进行监测的药物大致有几十种，而目前国内常规监测的品种只有十几种。除了早期的抗癫痫药物、抗心律失常药物、抗生素药物外，近年来，抗结核药、抗抑郁药、抗肿瘤药、抗艾滋病药、抗排异药等药物的 TDM 也在迅速开展。

1. 需要治疗药物监测的药物

（1）治疗指数低、安全范围窄、治疗浓度范围与中毒浓度很接近的药物，如地高辛，有效血药浓度为 0.5~1.7ng/ml,超过 1.7ng/ml 时则可出现心律失常的毒性反应。

（2）有些药物当剂量增加到一定程度时,再稍增加剂量血药浓度就会明显增高,药物的毒性也有不同程度的增加,如保泰松、苯妥英钠、茶碱等。

（3）个体差异大的药物:同一剂量在不同患者体内血药浓度差异明显的药物,如氨茶碱,在常用剂量时有些患者出现毒性反应,有些患者不能控制哮喘发作。

（4）可能发生严重不良事件的药物,如环孢素用于器官移植术后控制排斥反应的发生,相关毒性反应发生滞后,很难以临床疗效判定剂量是否得当。

（5）毒性反应与疾病本身的症状难以区分的药物,不易判断是药物剂量不足还是过量中毒所导致,如地高辛等药。

2. 治疗药物监测的情况

（1）慢性病长期用药需要监测的情形:为避免蓄积中毒,应定期监测,如抗躁狂药碳酸锂;长期用药是否产生耐药性,是否诱导或抑制肝药酶,引起药效变化等情形。

（2）判断药物中毒或剂量不足:如苯妥英钠中毒引起的抽搐与癫痫发作不易区别。

（3）因合并用药产生相互作用,对某些易发生毒性作用的药物进行 TDM。

（4）特殊人群:主要是肝、肾功能不良的患者,如主要在肝脏代谢的药物（茶碱类等）、主要在肾脏排泄的药物（氨基糖苷类等）,应注意监测血药浓度,防止血药浓度过高产生毒性反应。

三、治疗药物监测的条件和工作流程

（一）治疗药物监测的条件和方法

1. 治疗药物监测的条件 进行治疗药物监测首先必须建立一个合格的 TDM 实验室,有相应的仪器设备,能够运用迅速、简便、灵敏、特异性的药物分析方法和技术对药品进行检验。TDM 人员配备应由临床医师、临床药师、临床护师或检验师组成,并由受过专门训练的有一定临床经验的高级专业技术人员负责。关键是具有能够建立血药浓度测定的方法,对血药浓度测定的结果能够解释和判断的专门人才。

2. 治疗药物监测的方法 常用的检验方法是分光光度法、色谱法、放射免疫法。高效液相色谱法（HPLC）使用较广,它可测定除了地高辛、锂盐等少数几个药物外的大部分药品。放射免疫（RIA）分析法、酶多种免疫（EMIT）分析法也普遍应用。荧光偏振免疫分析法（TDX）简便、快速、准确,在常规 TDM 工作中应用也较多,但由于试剂价格和仪器较贵,某些品种样本较少,不少医院还未采用 TDX 开展 TDM 工作。先进仪器的出现促进了 TDM 的发展,但在基层单位没有条件配备,而利用 UV 法、微生物法、RIA 法等也可以开展一定的 TDM 工作。

（二）治疗药物监测的工作流程

治疗药物监测工作由医师、临床药师、护师、检验师共同来完成,从治疗决策形成到调整、确定最后的治疗方案,需各个方面的人员通力合作,完成个体用药方案的设计。

治疗药物监测服务的具体流程是治疗决策（医师、临床药师）→处方剂量（医师、临床药师）→设计初始剂量（医师、临床药师）→投药（护师、药师）→观察（医师、临床药师、护师）→抽血（医师、临床药师、护师、检验师)→药动学参数计算(医师、临床药师、护师)→调整给药方案(医师、临床药师)。

点滴积累 V

1. 治疗药物监测是对安全范围窄、个体差异大、药物中毒与无效时均危险、毒性反应与疾病本身的症状难以区分的药物以及临床治疗失败会带来严重后果的药物的监测。

2. 治疗药物监测主要通过测定患者用药后体内的血药浓度或其他体液中的药物浓度和数据处理,制订患者的个体化用药方案。TDM 是合理用药的重要工作。

第四节　药品不良反应监测

药物在治病救人的同时,也会给人体带来不良反应。20 世纪中期在世界范围内发生的多起药害事件,特别是"反应停事件",促使人们开始关注药品的不良反应,并迅速建立药品不良反应监测报告制度。药品不良反应监测工作的开展为患者的用药安全提供了基本保障。

一、概述

(一)定义

1. 药品不良反应(adverse drug reaction,ADR)　是指合格药品在正常用法用量下出现的,与用药目的无关的或意外的有害反应。这一定义将 ADR 限定为质量合格药品,"正常用法、正常用量"排除了错误用药、超剂量用药、患者不遵从医嘱或滥用药物所导致的反应。在统一的标准下进行药品不良反应的界定,可以避免不必要的误解和纠纷,有助于药品不良反应监测报告制度的贯彻执行。

2. 药品不良事件(adverse drug event,ADE)　是指药物治疗期间所发生的任何有害的不良医疗事件,而该事件不一定与药物治疗有因果关系。药品不良事件不一定是药品不良反应,也可能是药品标准缺陷、药品质量问题、用药失误以及药品滥用所造成的事件。其包括的范围更大,在新药的安全评价中具有重要意义。

3. 药品严重不良反应/事件　是指因使用药品引起以下损害情形之一的反应:①导致死亡;②危及生命;③致癌、致畸、致出生缺陷;④导致显著的或者永久的人体伤残或者器官功能损伤;⑤导致住院或者住院时间延长;⑥导致其他重要医学事件,如不进行治疗可能出现上述所列情况的。

4. 药品突发性群体不良反应/事件　指突然发生的,在同一地区、同一时段内,使用同一种药品在对健康人群或特定人群进行预防、诊断、治疗过程中出现的多人药品不良反应/事件。

(二)药品不良反应的分类

世界卫生组织(WHO)将药品不良反应分为 A、B 和 C 3 个类型。

1. A 型不良反应　与药物的药理作用密切相关,与剂量相关,具有可预测性,停药或减量后可减轻或消失,包括副作用、毒性反应、继发反应、后遗效应等,发生率高但死亡率低。

2. B型不良反应 与药物药理作用无关而与患者的特异体质有关,与剂量无关,难预测,常规的毒理学筛选难发现,包括变态反应、特异质反应,发生率低但死亡率高。

3. C型不良反应 背景发生率高,长期用药后出现,潜伏期长,药品和不良反应没有明确的时间关系,用药史复杂。主要包括致畸、致癌,如妊娠期服用己烯雌酚,子女在青春期后发生阴道腺癌。有些发生机制不清,还有待于进一步探讨。

知识链接

药源性疾病

当药品不良反应致使机体某个器官或局部组织产生功能性或器质性损害,出现一系列临床症状和体征,即称为药源性疾病。

严重的药源性疾病及相关药物有:

1. 药物引发心源性猝死 如地高辛、去乙酰毛花苷、利多卡因等。

2. 过敏性休克及致死性药物性皮炎 如抗感染药、生物生化制剂、中药静脉注射剂等。

3. 药源性肝损害 红霉素类、氨苄西林、氟喹诺酮类、对乙酰氨基酚、雷公藤等。

4. 药源性肾损害与急、慢性肾衰竭 头孢菌素类、氟喹诺酮类、氨基糖苷类、氨苄西林、中药雷公藤等,以及马兜铃酸肾病(关木通、马兜铃、汉防己及中成药龙胆泻肝丸、冠心苏合丸)。

(三) 药品不良反应发生的原因

1. 药物因素 除药物的剂量、剂型、药物本身的理化性质外,药物在生产过程中使用的辅料和生产过程中产生的杂质,以及药品在贮存、运输过程中产生的氧化、分解、降解、聚合产物也是产生药品不良反应的因素。如青霉素制品中含有微量的青霉烯酸、青霉噻唑酸,与青霉素引起的过敏反应有关。多种药物联合用药,药物在体内的相互影响增大,不良反应发生的风险也随之增加。

2. 机体因素 药品不良反应的发生与用药者的种族、性别、年龄、生理病理状况、个体差异都具有相关性。例如肝、肾功能减退时,可显著加强许多药物的作用,甚至发生中毒反应。

3. 其他因素 某些药物在应用时,同时饮酒、饮茶、进食某些特殊食品,或同时吸烟可能发生药物作用的减弱或增强,导致疾病发作或发生严重不良反应。如头孢孟多可抑制乙醛脱氢酶,如用药同时饮酒,可导致体内乙醛蓄积,出现"双硫仑样反应"。

二、药品不良反应监测和报告

我国在1989年成立国家药品不良反应监测中心,开始在全国部分省市开展ADR报告试点工作,1998年我国正式加入了WHO国际药品监测合作组织。2004年3月4日原国家食品药品监督管理局、原卫生部联合签发的《药品不良反应报告和监测管理办法》正式实施,从此我国的ADR监测工作进入了规范化、系统化、制度化的轨道。2011年我国出台新的《药品不良反应报告和监测管理办法》。

（一）药品不良反应报告

1. 药品不良反应报告原则和报告范围

（1）报告原则:可疑即报,报告者不需要待有关药品与不良反应的关系肯定后才上报。药品生产企业、经营企业、医疗卫生机构发现可疑药物的药品不良反应病例时,按要求填写《药品不良反应/事件报告表》,严重的和新的药品不良反应在15日内报告,其中死亡病例须立即报告,其他药品不良反应在30日内报告。有随访信息的,应当及时报告。

（2）报告范围:新药监测期内的药品应报告该药发生的所有不良反应；新药监测期已满的药品,报告该药引起的新的和严重的不良反应。进口药品自首次获准进口之日起5年内,报告该进口药品发生的所有不良反应；满5年的,报告该进口药品发生的新的和严重的不良反应。

2. 药品不良反应报告程序　药品不良反应监测实行逐级、定期报告制度,必要时可以越级上报。国家药品监督管理局主管全国药品不良反应监测工作,下设省、直辖市、自治区食品药品监督管理局。药品不良反应监测技术工作则分别由国家药品不良反应监测中心、省(直辖市、自治区)药品不良反应监测中心完成,主要进行资料的收集、评价、反馈、上报工作。

医院上报药品不良反应的程序为一般先由医师或临床药师填写报告表,药学部临床药学组对收集的报告表进行整理、加工,疑难病例由本院不良反应监测组分析评定,上报地区监测中心,再上报国家药品不良反应监测中心,最后将有关报告上报 WHO 药品监测合作中心。

3. 药品不良反应报告的内容　药品不良反应/事件报告表是药品安全性监测工作的重要档案资料,认真填写、收集药品不良反应信息并及时上报是医疗卫生机构、药品生产企业、药品经营企业和每个医药工作者的重要职责。

药品不良反应的报告应填写《药品不良反应/事件报告表》,必须使用国家药品监督管理局统一印制的表格。

ER-7-3

（二）药品不良反应监测的方式

药品不良反应/事件报告表

1. 自愿呈报系统　这是一种自愿而有组织的报告系统,是药品上市后药品不良反应监测最简单和最常用的方式。监测报告单位将大量分散的 ADR 病例收集、上传至监测中心,中心经加工、整理、因果关系评价后将药品不良反应信息储存,并及时反馈给报告单位。

2. 集中监测系统　指在一定时间、一定范围内,对某一医院或某一地区所发生的药品不良反应进行详细记录。以患者为线索的监测为病源性监测；以药物为线索,对某一或几种药物的不良反应进行的监测为药源性监测。

3. 记录联结系统　通过独特的方式将各种分散的信息(出生、婚姻、住院史、处方、家族史)联结,发现与药物有关的事件。

4. 流行病学　如病例对照研究、前瞻性队列研究。

知识链接

药物警戒（PV）与药品不良反应（ADR）监测的区别

ADR 监测是 PV 的一项主要工作内容，监测的对象是质量合格的药品。

PV 涉及除质量合格药品之外的其他药品，如低于法定标准的药品，药物与化合物、药物与食物的相互作用等。监测药物范围广，不仅涉及不良反应监测，还涉及与药物相关的其他问题，例如用药失误；缺乏疗效的报告；药品用于无充分的科学依据并未经核准的适应证；急性与慢性中毒病例报告；药物相关死亡率的评价；药物滥用与误用。

国家药品监督管理局以"药物警戒快讯"和"药品不良反应信息通报"适时向社会发布相关报告。

所有的报告将会录入数据库，专业人员会分析药品和不良反应/事件之间的关系。根据药品风险的普遍性或者严重程度，决定是否需要采取相关措施，如在药品说明书中加入警示信息、更新药品如何安全使用的信息等。在极少数情况下，当认为药品的风险大于效益时，药品也会撤市。

ER-7-4

药品不良反应信息通报（第 67 期）

点滴积累

1. 药品不良反应/事件监测实行逐级、定期报告制度，必要时可以越级上报。
2. 一般由医师或临床药师填写《药品不良反应/事件报告表》。新药监测期内的药品应报告该药发生的所有不良反应；新药监测期已满的药品，报告该药引起的新的和严重的不良反应。

第五节 处方点评

一、处方点评的意义和组织管理

1. 处方点评的意义 处方点评是根据相关法规、技术规范，对处方书写的规范性及药物临床使用的适宜性（用药适应证、药物选择、给药途径、用法用量、药物相互作用、配伍禁忌等）进行评价，发现存在或潜在的问题，制订并实施干预和改进措施，促进临床药物合理应用的过程。

处方点评是医院持续医疗质量改进和药品临床应用管理的重要组成部分，是提高临床药物治疗水平的重要手段。对于提高医院合理用药水平，减少或者避免患者的不良反应，提高患者的生活质量具有重要意义。

2. 处方点评的组织管理 在药事管理与药物治疗学委员会（组）下建立由医院药学、临床医学、临床微生物学、医疗管理等多学科专家组成的处方点评专家组，为处方点评工作提供专业技术咨询。

医院药学部门成立处方点评工作小组,负责处方点评的具体工作。二级及二级以上医院的处方点评工作小组成员应当具有中级以上药学专业技术职务任职资格,其他医院的处方点评工作小组成员应当具有药师以上药学专业技术职务任职资格。

二、处方点评的依据和内容

1. 处方点评的依据 根据《药品管理法》《执业医师法》《医疗机构管理条例》《处方管理办法》《抗菌药物临床应用指导原则》等有关法律、法规,以及原卫生部关于印发的《医院处方点评管理规范(试行)》(卫医管发〔2010〕28 号)的通知、药品说明书、《中国国家处方集》等进行合理性分析。

2. 处方点评的内容

(1) 认定不规范处方、用药不适宜处方和超常处方。

(2) 对医院处方进行多个方面的统计:单张处方的药品数量、药品使用是否符合适应证、国家基本药物的使用比例、抗菌药物的使用比例、注射剂型的使用比例、不合理用药的比例。

(3) 对处方书写的规范性及药物临床使用的适宜性进行点评:用药适应证、药物选择、给药途径、用法用量、药物相互作用、配伍禁忌等。

三、处方点评模式和方法

1. 处方点评模式

(1) 传统点评模式:为人工查阅统计。大多可以实时提醒,督促医师合理用药。该模式缺乏完善的多层次回顾式的处方监察管理系统,没有对不合理用药进行评价的统一标准,缺乏说服力和权威性。

(2) 现代自动化点评模式:通过现代化的技术水平,建立起处方点评的自动化模式。该模式可以实时对抽样处方点评,还涵盖了医院所有处方点评的细节,不仅仅对处方抗菌药物、注射剂等用药的情况进行统计、点评,还增加了安全用药模块,以及对不合理处方的点评。项目包括联合用药不适宜、重复给药、配伍禁忌、是否会产生药物不良反应(ADR)及潜在的具有临床意义的药物相互作用等情况。

2. 处方点评方法 确定具体抽样方法和抽样率。其中门(急)诊处方的抽样率不应少于总处方量的1‰,且每月点评处方绝对数不应少于100 张;病房(区)医嘱单的抽样率(按出院病历数计)不应少于1%,且每月点评出院病历绝对数不应少于30 份。并按照《处方点评工作表》(见第三章实训一)对门(急)诊处方进行点评;病房(区)用药医嘱的点评应当以患者的住院病历为依据,实施综合点评,点评表格由医院根据本院的实际情况自行制订。

点滴积累 ╲╱ ┈┈┈┈┈┈┈┈┈┈┈┈┈┈┈┈┈┈┈┈┈┈┈┈┈┈┈┈┈┈┈┈

1. 处方点评主要对处方书写的规范性及药物临床使用的适宜性(用药适应证、药物选择、给药途径、用法用量、药物相互作用、配伍禁忌等)进行点评。

2. 处方点评认定不规范处方、用药不适宜处方和超常处方。

目标检测

一、选择题

（一）单项选择题

1. 医院的药物治疗模式为（　　　）

    A. 临床药师、医师共同参与患者的药物治疗

    B. 医师、护士共同参与患者的药物治疗

    C. 临床药师、医师、护士共同参与患者的药物治疗

    D. 临床药师、医师、医院药学管理者共同参与患者的药物治疗

    E. 临床药师、医师、药品检验人员共同参与患者的药物治疗

2. 我国对药品不良反应的定义是（　　　）

    A. 合格药品在正常用法用量下出现的有害反应

    B. 由于药品的质量问题而出现的有害反应

    C. 合格药品在超剂量用药时出现的有害反应

    D. 合格药品在错误用药时出现的有害反应

    E. 合格药品由于患者不遵从医嘱或滥用药物的有害反应

3. 不合理用药的主要因素是（　　　）

    A. 患者因素　　　　　　B. 医师因素　　　　　　C. 药师因素

    D. 护士因素　　　　　　E. 药学管理者因素

4. 属于 B 型不良反应的是（　　　）

    A. 毒性反应　　B. 副作用　　C. 致畸、致癌　　D. 变态反应　　E. 继发反应

5. 属于 C 型不良反应的是（　　　）

    A. 毒性反应　　B. 变态反应　　C. 致畸、致癌　　D. 副作用　　E. 后遗效应

6. 严重的和新的药品不良反应的上报时间应在（　　　）

    A. 5 日内　　　B. 7 日内　　　C. 10 日内　　　D. 15 日内　　　E. 30 日内

7. 新药监测期内的药品不良反应报告该药发生的（　　　）

    A. 新的不良反应　　　　　　B. 严重的不良反应

    C. 所有的不良反应　　　　　　D. 比较严重的不良反应

    E. 常见的不良反应

8. 合理用药的要素是（　　　）

    A. 科学性、有效性、安全性、适当性

    B. 安全性、有效性、经济性、方便性

    C. 安全性、经济性、适当性、规律性

    D. 科学性、安全性、经济性、适当性

    E. 安全性、有效性、经济性、适当性

9. 治疗药物监测最关键的环节是( )

    A. 结果解释   B. 取样

    C. 测定   D. 临床提出监测申请,填写申请表

    E. 数据处理

10. 不需要进行治疗药物监测的药物是( )

    A. 地高辛   B. 对乙酰氨基酚

    C. 茶碱类   D. 肾功能不良的患者应用氨基糖苷类药物

    E. 苯妥英钠

(二) 多项选择题

1. 合理用药的基本要素是( )

    A. 经济性   B. 风险性   C. 安全性   D. 适当性   E. 有效性

2. 不合理用药的药师因素是( )

    A. 过时的处方习惯

    B. 审查处方不严

    C. 未正确执行医嘱

    D. 调剂配发错误

    E. 未注意注射剂的配伍禁忌而使给药操作失当

3. 新生儿的给药途径一般不用( )

    A. 皮下注射   B. 口服   C. 静脉滴注

    D. 肌内注射   E. 静脉注射

4. 孕妇应避免应用的药物是( )

    A. 阿司匹林   B. 对乙酰氨基酚   C. 氨基糖苷类

    D. 四环素   E. 青霉素

5. 治疗药物监测的主要意义是( )

    A. 个体化用药,减少药物不良反应

    B. 发现药物不良反应

    C. 有助于药物过量中毒的诊断

    D. 判断患者用药的依从性情况

    E. 可以区分毒性反应与疾病本身的症状

6. 属于 A 型不良反应的是( )

    A. 毒性反应   B. 变态反应   C. 致畸、致癌   D. 副作用   E. 继发反应

7. 不合理用药的后果是( )

    A. 延误患者的疾病治疗   B. 导致药疗事故

    C. 耗费国家大量的医药资源   D. 给患者带来痛苦和经济负担

    E. 产生药源性疾病

二、简答题

1. 简述临床药学的主要内容。

2. 合理用药的基本要素是什么?

3. 合理用药的管控措施体现在哪些方面?

4. 医院上报药品不良反应的程序是什么?

5. 简述处方点评的主要内容。

三、实例分析题

1. 患儿,2 岁,体重 13kg,因发热及频繁腹泻在乡村医院诊治。

[处方]

庆大霉素注射液 120mg

5% 碳酸氢钠注射液 40ml ×3 日

5% 葡萄糖注射液 120ml/静脉滴注

[患者用药后的状况]

用药后的第 2 天患儿仍高热、腹泻,第 3 天尿液呈酱油色并尿量减少。尿常规检查:尿蛋白(++)、红细胞(+)、潜血(+++)。

请根据以上情况分析用药存在哪些错误及错误的原因。

2. 一慢性乙肝住院患者,因感冒发热,医师长期开出对乙酰氨基酚片,每次 0.5g,每天 2 次,口服;氨咖黄敏胶囊,每次 2 粒,每天 3 次,口服;维 C 银翘片,每次 3 片,每天 3 次,口服。这种用法是否合理? 为什么?

3. 患者,女,60 岁,因上呼吸道感染、咳嗽、胸闷、全身疼痛去当地村卫生所就诊。

[处方]

头孢曲松钠 4g

地塞米松 5mg

利巴韦林 600mg

0.9% 氯化钠注射液 500ml 混合静脉滴注

患者用药后 20 分钟突感呼吸困难,心慌、胸闷,四肢、口唇发绀,言语不清,神志恍惚,继而四肢厥冷,心跳停止。立即给予肾上腺素、多巴胺、毛花苷等抢救无效,患者死亡。分析发生的原因。

ER-07章习题

（张明淑　于倩）

第八章

药学服务

导学情景 ▽

情景描述：

患者因长期失眠，使用地西泮镇静催眠。本月底因为忘记开药，导致月初第 1 天无药可服。当晚患者出现失眠、烦躁、焦虑、亢奋等症状，一夜未眠。第 2 天来咨询药师，询问原因。

学前导语：

上述案例药师将为患者解释地西泮的药理作用特点以及失眠的原因，这项工作即为药学服务的体现。通过本章的学习，将了解到药学服务的相关内容及其重要性。

随着医药科学的迅速发展，社会对医疗卫生和保健服务的需求增加，公众对药学服务的需求也越来越高。医院临床药师制的施行及药品的规范化管理，要求医院药师的工作不再局限于药房，而应面向公众，以患者为中心，提供全程化药学服务。相应地，药剂师的岗位职责由主要负责药品的供应，逐渐转变为参与临床治疗、促进合理用药为主的药学服务。

药学服务要求药师不仅要提供安全合格的药品，而且要在整个医疗、保健过程中提供与药品相关的服务，服务内容涵盖与患者用药需求相关的全部内容，即包括用药前提供药品选择（如品种、剂型等）、药物使用（如给药途径和给药方法）及药物安全性等方面的信息；用药中提供咨询服务、对药品治疗作用的预期及对药品不良反应的监测等；用药后对药物监测信息的反馈与评价，以提高药品使用的安全性、有效性、经济性和适当性。其中，最基本的要素是"与药物使用有关的服务"。由于药学服务的形式、内容和范围不断扩大，要求药师个人与团队合作才能更好地完成任务。

第一节 药学服务的对象与内容

一、药学服务的对象

药学服务的对象是社会公众，包括患者及家属、医护人员和卫生工作者、药品消费者和健康人群。

1. **患者** 需要重点关注的人群包括：①用药周期长的慢性病患者或需长期甚至终身用药者；②患有多种疾病，病情和用药复杂，需同时应用多种药物者；③特殊人群，如孕妇及哺乳期妇女、老年人及儿童、肝肾功能不全者、器官移植及血液透析者、有药物过敏史及过敏体质者等；④用药效果不佳,需要重新选择药物品种或调整用药方案、剂量、方法者;⑤用药后有明显不良反应者;⑥应用特殊剂型、选择特殊给药途径、药物治疗窗窄需做监测者;⑦某些特殊药物使用者,如抗凝血药物、抗肿瘤药物等的使用者。

2. 医师和护士   医师在为患者制订给药方案及护士在临床给药时,对药物的配伍、溶媒的选择、溶解和稀释浓度、给药速度、禁忌证、药物相互作用、不良反应等其他特殊要求也需要得到药师的技术支持。

3. 药品消费者和健康人群   提供用药方面的指导,主动接受公众自我保健的咨询,积极提供健康教育,增强公众健康意识。

在开展服务的过程中,药师通过积极参与疾病的预防、治疗和保健,指导、帮助患者合理地使用药物,协助医护人员制订和实施药物治疗方案,定期对药物的使用和管理进行科学评估,将药学与医疗和护理有机地结合在一起,让医师、药师、护士齐心协力,共同承担医疗责任。

二、药学服务的内容

药学服务的内容除传统的处方审核和调剂外,还包括参与实施药物治疗、治疗药物监测、开展药学信息服务、不良反应监测与报告、进行药物利用研究与评价及健康教育等。

(一) 进行处方调剂

药师在处方调剂岗位上进行的药学服务是药学服务的基础性工作,主要包括:

1. 处方审核   调剂前审核处方的规范性和完整性、用药的适宜性和合理性。

2. 处方调剂   是药师最重要的工作之一,因药师直接面向患者指导其合理用药,是医、药、患联系的重要纽带,是药物治疗最基本的保证,也是"操作经验服务型"转向"药学知识技术服务型"的重要体现。

3. 用药交代   药师在发药时,应就药品的使用方法包括单次使用剂量、用药频次、用药时间等信息告知患者,方便患者合理用药,以提高疗效。

(二) 参与临床药物治疗

药师同医师共同商讨制订患者的治疗方案,参与查房、会诊及病案讨论等,参与药物治疗的全过程,对患者用药治疗的全过程进行监护和处理,进行用药指导和建立药历。承接医师、护士关于溶剂选择、药液滴速等用药咨询工作。

知识链接

药学监护

1. 药学监护是医院药学发展的方向,要保障公众的用药安全,必须加强合理用药的干预与药学监护。

2. 开展药学监护的标准步骤   收集、整理患者的相关信息;确定药物治疗中存在的问题;总结患者的医疗需要;确定药物治疗的目标;设计药物治疗方案和药物治疗方案监测计划;完善药物治疗方案和相应的监测计划;启动药物治疗方案;监测药物治疗方案的效果;对药物治疗方案进行调整。

（三）治疗药物监测（TDM）

主要为个体化药物治疗提供依据。利用药动学原理,监测患者用药全程,分析药物在个体体内的药动学参数,联合医师制订和调整针对患者的合理用药方案。

治疗药物监测的前提是药物效应要和血药浓度有量效关系。对于安全性不高的药品而言,治疗药物监测是一种有效预防毒性反应的手段。临床上,需要做 TDM 的药品包括治疗量与中毒量接近的药品,如强心苷类、茶碱类等;肝、肾功能损伤的患者使用主要经肝代谢、肾排泄的药品,如氨基糖苷类等;此外,抗癫痫药、抗精神病药、抗抑郁药、抗风湿药等在有条件的情况下尽量做 TDM。

（四）药品不良反应监测与报告

药品不良反应报告和监测是指药品不良反应的发现、报告、评价和控制过程。建立药品不良反应报告制度的主要目的就是了解药品的不良反应发生情况,及时发现新的、严重的药品不良反应。由于药品的特殊性,上市前研究非常局限,需要通过广泛的临床应用方能发现其固有的风险。因此,通过加强药品不良反应报告和监测工作,可及时发现药品潜在的固有风险,评价其风险-效益比,不断完善药品的安全性信息,保护公众的用药安全。

国家药品不良反应监测年度报告（2015 年）

医务人员应随时搜集药品不良反应案例资料,并进行分析和评价,填写药品不良反应报告表并及时汇报,促进药品的合理、安全使用,减少药源性疾病的发生。

（五）药物利用研究和评价

药物利用研究是药学服务的一个新的研究领域。从经济学角度出发,通过药物经济学成本-效益分析方法对用药结果进行评价。重点研究使用药物后引起的医药、社会、经济后果以及影响因素,以期获得最大的药物治疗效益。

（六）药学信息服务

药学信息服务是药师必备的基本技能之一。药师需要准确判断药学信息来源的科学性、可靠性,熟知常用的权威性、专业性信息来源,如《中国国家处方集》《马丁代尔药物大典》《注射药物手册》等中外文献,并通过阅读说明书、查阅专业论文等多种途径,搜集有关新药评价、疾病治疗方案突破、个体化治疗方案等的信息,整理并与临床医生交流,提高临床治疗水平,减少或避免不良反应,促进安全合理用药和医、药、护合作。

药品说明书修改原因

药品说明书是具有法律性的专业信息来源之一,也是药品安全性、有效性的重要科学数据、结论和信息,药品说明书理论上应该包含最新的药物有效性和安全性信息,用以指导安全、合理地使用药品。

知识链接

药学信息的特点

药学信息来源丰富,信息类型繁多。药物信息按照其最初来源通常分为 3 级,即以期刊发表的原创性论著为主的一级信息;以引文和摘要服务为主的二级信息;以及以参考书和综述数据库为主的三级信息。各级信息的特点见下表:

	来 源	优 势	不 足
一级信息	原创性论著	信息更新;可见具体的实验研究方法、数据处理和实验条件等,真实性最高;读者可自行评价	单一临床试验得到的信息可能有偏差或错误;对阅读者有阅读能力、评价文献能力限制;花费时间较长
二级信息	引文和摘要	信息全面;读者利用文献检索可很方便地检索一级信息	可能需要使用多个搜索引擎;文章发表到建立索引需要时间;作者对一级文献的理解可能有误
三级信息	参考书和综述数据库	信息全面、内容广泛、使用方便	提供的内容不是最新的信息;作者的理解能力、撰写能力等都会影响书中的观点;需要读者必要时根据参考文献验证文中观点的真实性和准确性

(七) 开展药学健康教育

以传播、教育、干预为手段,采取咨询、讲座和提供科普教育资料等形式宣传合理用药的知识,以保障人民健康为目的所进行的系列活动及过程。健康教育的核心是教育社会公众树立健康意识,促进公众养成良好的生活行为方式,以减少或消除影响健康的危险因素。

点滴积累 ∨ ⋯⋯⋯⋯⋯⋯⋯⋯⋯⋯⋯⋯⋯⋯⋯⋯⋯⋯⋯⋯⋯⋯⋯⋯⋯⋯⋯⋯⋯⋯⋯⋯⋯⋯⋯

1. 药学服务最基本的要素是"与药物使用有关的服务"。
2. 药学服务的对象是患者、医师、护士、药品消费者和健康人群。
3. 药学服务的内容主要是进行处方调剂、参与临床药物治疗、治疗药物监测、药品不良反应监测与报告、药物利用研究和评价、药学信息服务、开展药学健康教育。
4. 药学服务的目的是促进合理用药。

第二节 药学服务人员的基本素质要求

药学服务是高度专业化的服务过程,需要药师以患者为中心,提供合理用药建议,达到安全、有效、经济、适当的用药目的,提高患者的生命质量。因此,从事药学服务的药剂师必须具备以下基本条件:具有药学与中药学专业教育背景、药学和医学的专业知识、开展药学服务的实践经验和能力、药事管理与法规知识、交流沟通能力、高尚的职业道德、药历书写能力、投诉应对能力等。

一、职业道德

药学服务人员应爱岗敬业,同时具有高尚的职业道德。药学服务规范是调整药师在药学服务活动中处理各种社会人际关系,判断药学服务活动中是非、善恶的行为准则和评价标准,是药师行为的基本依据。药师必须遵守职业道德,不因私事影响正常工作,具有良好的人文道德素养,遵循社会伦理道德规范,为公众提供专业、严谨、科学的药品信息,应以患者为先,尊重患者隐私,严守伦理道德,坚守个人信誉,获取公众的信任。加强药学服务职业道德规范建设,对正确处理社会效益和经济效益的关系,不断提高药学人员的思想道德和技术业务水平具有重要的意义。

二、医药学专业知识及技能

临床药师应以系统药学专业知识为基础,具有一定的临床医学、药理学、医疗文书、药物治疗学等相关专业基础知识,以及药物经济学、药事管理学、心理学等知识;具有药品调剂及相关技能、处方审核与点评、查房、会诊、药历书写和药学监护、药学信息服务、治疗药物监测、药物不良反应监测、药物评价等知识技能,能直接参与临床用药,发现、解决、预防潜在的或实际存在的用药问题,从而保障患者治疗中的安全、有效、经济用药。

三、沟通能力与技巧

药学服务是药剂师与公众面对面的沟通交流,良好的表达能力和沟通技巧可使药学服务效果事半功倍。沟通表达能力已经成为药剂师的基本技能之一。

1. 认真聆听　药师与患者沟通没有固定的模式,一般从患者最关注的问题开始,仔细听取患者表述的内容并从中分析、提炼关键信息,不要轻易打断对方的谈话,交谈时面视患者,表达对患者的尊重、关注和重视。

2. 注意语言的表达　药师要使用服务用语和通俗易懂的语言,尽量避免使用专业术语,以便于患者理解和领会。使用开放式提问方式(答案不唯一,不是"是"或"否"的关系),而不是封闭式提问(答案唯一,是"是"或"否"的关系)。开放式提问可使药师从患者那里获得更多、更详细的信息内容,如"这种药服用时医师告诉您说要注意些什么?""您都使用哪些药物?"。

3. 注意非语言的运用　如微笑、点头、手势和目光接触等。药师与患者交谈时眼睛要始终注视着对方,注意观察对方的表情变化,从中判断其对谈话的理解和接受程度。

> **▶▶ 课堂活动**
>
> 　　请同学对感冒患者、心血管疾病患者、失眠患者进行提问。分别举出开放式问题、封闭式提问问题 5 个,并比较两种提问方法有何不同。

4. 注意掌握时间　掌握谈话的主动权,注意谈话时间不宜过长,以关键信息为主,信息不宜过多,过多的信息不利于患者掌握,反而会成为沟通的障碍。可通过宣传资料等弥补不足。

5. 关注特殊人群　如婴幼儿、老年人、少数民族和国外来宾等。老年人的视力、记忆力、理解力都有减退,对老年人应反复交代或贴标签说明药品的用法、禁忌证和注意事项,直至其完全明白,宜选择长效制剂。对少数民族和国外来宾患者应注意其生活习惯。对婴幼儿,应将药品的使用方法和注意事项告诉其监护人或陪伴人。特别提醒的是对于毒、麻、限、剧药品应放在婴幼儿不易够到的地方。

> **▶▶ 课堂活动**
>
> 　　1. 请用非专业语言解释半衰期、血药浓度等专业术语。
>
> 　　2. 请考虑老年患者的用药注意事项。

6. 药师应密切与医师、护师、营养师、心理咨询师等医务人员保持良好的沟通,共同协作,优化患者的治疗效果。

四、准确完整书写药历能力

药历为临床药师参与药物治疗时为门诊和住院患者建立的用药档案,是药师参与临床治疗必须书写的文件。药历是记载患者或消费者用药状况的文书,即用药档案。药历由临床药师填写,作为动态、连续、客观、全程掌握用药情况的记录。

1. 药历的作用 药历作为患者用药史和药师为保证患者用药安全、有效、经济所采取措施的客观记录,它是发现、分析和解决药物相关问题的技术档案,同时也是开展药学服务、提高消费者安全合理用药观念、实施个体化药物治疗的重要依据和科研资料。

2. 药历的内容 药历的内容应包括:①基本情况:包括患者姓名、性别、年龄、出生年月、职业、体重或体重指数、婚姻状况、病案号或病区病床号、医疗保险和费用情况、生活习惯和联系方式;②病历摘要:既往病史、体格检查、临床诊断、非药物治疗情况、既往用药史、药物过敏史、主要实验室检查数据、出院或转归;③用药记录:药品名称、规格、剂量、给药途径、起始时间、停药时间、联合用药、不良反应或药品短缺品种记录;④用药评价:用药问题与指导、药学监护计划、药学干预内容、TDM 数据、对药物治疗的建设性意见、结果评价。

3. 药历的格式 药历分为门诊药历、住院药历和交给患者使用的药历。对药历的内容和格式国内尚无统一的规定,美国临床药师协会推荐的 SOAP 药历模式是指患者主诉(subjective)信息、体检(objective)信息、评价(assessment)和提出治疗方案(plan)模式。

中国药学会医院药学专业委员会编写的《中国药历书写原则与推荐格式》(2012 年版)格式如下(表 8-1 和表 8-2):

表 8-1　门诊患者的服药指导记录

姓名:	性别:	年龄:	病历号:	药历号:
住址:			电话:	医师:
临床诊断		患者对药物治疗和使用中的疑问:		
处方中药物名称、数量、用法		服药指导特别事项: 指导内容:　□ 用法用量　　□ 不良反应 　　　　　　□ 药效说明　　□ 相互作用 　　　　　　□ 处方变更　　□ 保管方法 　　　　　　□ 联合用药　　□ 重复用药 　　　　　　□ 依从性　　　□ 漏服对策 　　　　　　□其他 指导对象:　□ 患者本人 　　　　　　□ 患者家属 　　　　　　□ 其他			
药师签名: 　　　　　　年　月　日		患者/家属签名: 　　　　　　年　月　日		

表8-2 住院患者药历(推荐格式1 初学者使用)

建立日期： 年 月 日 建立人：

姓名		性别		出生日期		年 月 日	住院号	

住院时间： 年 月 日	出院时间： 年 月 日
籍贯：	民族：	工作单位：
家庭电话：	联系地址：
手机号：	邮编：

身高(cm)		体重(kg)		体重指数(kg/m^2)	
血型		血压(mmHg)		体表面积(m^2)	
不良嗜好(烟、酒、药物依赖)					

主诉和现病史：
既往病史：
既往用药史：
家族史：
伴发疾病与用药情况：
过敏史：
药物不良反应及处置史：
入院诊断：
出院诊断：
初始治疗方案分析：
初始药物治疗监护计划：
其他主要治疗药物：

药物治疗日志

1. 药物治疗日志记录内容应反映治疗方案实施、监测和修改的过程。其内容包括药学监护结果、临床药师参与情况及效果、治疗方案的修改等。
2. 每次记录应有签名，并注明记录时间(年、月、日)，危重患者要记录时刻。
3. 一般每3天书写记录1次，危重患者或特殊需要时随时书写记录。

药物治疗总结

药物治疗总结应包括：
1. 出院时对完整治疗过程的总结性分析意见
(1) 对治疗原则和治疗方案的反思
(2) 对药学监护、用药指导的总结
2. 药师在本次治疗中参与药物治疗工作的总结
3. 患者出院后继续治疗的方案和用药指导
4. 治疗需要的随访计划和应自行检测的指标

五、投诉应对与处理能力

1. 投诉的类型

（1）服务态度和质量：门诊药房是药学服务工作的窗口，调剂服务质量的优劣直接影响药物治疗的安全性和有效性，影响患者的心情，因此药师们应给予特别重视。

（2）药品数量：药师认真执行处方调配双复核制度可以减少此类投诉的发生。

（3）药品质量：对确属药品质量问题的，应予以退换。对包装改变或更换品牌等导致患者疑问的，应耐心细致地解释，消除患者疑虑。

（4）退药：退药投诉的原因比较复杂，有调查显示，由于医师对药物的作用、不良反应、适应证、禁忌证、规格、剂量、用法等信息不够了解，会开出不当处方，造成此类投诉在增多。此类投诉应依据《处方管理办法》中的规定执行，应对患者的特殊要求给予充分尊重，同时也应规范医师的处方行为，从根源上减少此类投诉的发生。

（5）用药后发生严重不良反应：对这类事件应会同临床医师共同应对，原则应先处理不良反应，减轻对患者的伤害。

（6）价格异议：药品价格是备受关注的问题。医疗机构应严格执行国家药品价格的有关政策，认真耐心地向患者解释，因计价或收费有误的应及时纠正。

2. 患者投诉的处理

（1）选择合适的地点：一般原则是如果投诉即时发生（即刚刚接受服务后便发生投诉），应尽快将其带离现场，以转移患者的注意力，缓和其情绪，不使事件对其他服务对象造成影响。选择适宜的地点接待患者，如办公室、会议室等以利于谈话和沟通。

（2）选择合适的人员：无论是即时或事后患者的投诉，均不宜由当事人来接待患者。一般性的投诉，可由当事人的主管或同事接待。事件比较复杂或患者反映的问题比较严重，则应由科主任或分管领导亲自接待。特别提示：接待投诉的人须有亲和力，要善于沟通，且有相关经验。

（3）接待时的举止行为要点：接待患者投诉时，接待者的举止行为要点一是尊重，二是微笑。特别提示：接待时，应该向患者让座，先请患者坐下，自己后坐下，并注意坐姿应端正。必要时可为患者倒上一杯水或沏上一杯茶，以缓解患者的情绪，拉近双方的距离。

（4）适当的方式和语言：可采用换位思考的方式，要通过适当的语言使患者站在医院或药师的立场上，理解、体谅我们的服务工作，使双方在一个共同的基础上达成谅解。

（5）证据原则：注意保存投诉的有形证据，如处方、清单、病历、药历或电脑存储的相关信息，以应对患者的投诉。

边学边练

如何正确面对医患纠纷，有理有据地解释患者的质疑见实训四药学服务实训（一）的模拟训练。

点滴积累 ∨ ··

1. 药学服务是高度专业化的服务过程，需要药师以患者为中心，提供合理用药建议，达到安全、有效、经济、适当的用药目的，提高患者的生命质量。

2. 从事药学服务的人员应具备良好的职业道德、医药学专业知识及技能、沟通能力与技巧、投诉应对与处理以及完整准确书写药历等能力。

第三节 用药咨询服务

用药咨询服务是指药师应用所掌握的药学知识和药品信息，向公众提供药物治疗和合理用药的咨询服务。根据服务对象不同，可分为患者、医师、护士和患者家属与其他群体的用药咨询。

咨询环境应位置明显、标志明确，环境舒适、适当隐秘，较少受外界干扰，使患者放心大胆地提出问题，同时保护患者的隐私权。咨询室应备有药学、医学方面的参考资料、书籍和准备向患者发放的医药卫生方面的科普宣传资料等。药师应主动向购药者或患者讲授安全用药知识，并发放合理用药宣传材料，设立宣传栏，或通过医院的网站向公众开展健康常识和安全用药的宣传。也可以面对面或借助电话、网络或来信询问等方式提供咨询服务。

一、患者用药咨询

（一）患者用药咨询的常见问题

患者用药咨询的常见问题主要包括药品的名称及价格、适应证、使用方法、预计药效（起效时间、维持时间等）、不良反应、储存方法、是否进入医保目录等。

1. 使用时间要求 一般药品的给药时间由血浆半衰期来决定，部分药品的使用时间要结合机体的生物钟规律来调整。如肝脏合成胆固醇的时间在夜间，因此调节血脂的药物可在睡前服用；胃酸在夜间分泌较高，需要在睡前加服 1 次；哮喘在凌晨发作较为频繁，因此建议临睡前服药；而利尿药的利尿作用可能导致患者夜尿频繁，因此不宜夜间服用，宜晨起服用；氨茶碱有强心、利尿作用，以晨起服用最好；对胃肠道有刺激性的药品应饭后服用；镇静催眠药应睡前服用；驱虫药应晨起空腹服用。

2. 使用剂量计算 依据药品说明书，结合患者的体重、年龄等计算使用剂量。计算结果时要通俗易懂，要将剂量转换成"片""粒"等药品的最小使用包装。如告知患者使用二甲双胍片的剂量是每天 2 次，每次 2 片；而不是告知每天 2 ~ 3 次，每次 500mg。

3. 药品储存与携带 药品要存放在儿童够不到的地方，不与杂物共存，专门存放，避光、阴凉干燥处室温保存；胰岛素应冰箱冷藏保存，胰岛素笔芯开封后不必冷藏，常温储存 4 周；眼用制剂冰箱冷藏，标注开封日期，建议开封后 1 个月内使用；内服、外用药品分开存放，定期查看药品效期，过期药品不得使用；未用完的药品应拧紧瓶盖，妥善保管。外出携带药品应放置在不易挤压变形的包装盒内；液体制剂可用软布或脱脂棉包裹后放入包装盒内，以防破裂污染其他药品。

（二）需要药师重点提供给患者的药学服务

1. 患者同时使用 2 种或 2 种以上含同样成分的药品或合并用药较多时。

2. 患者依从性不好或认为疗效不理想。

3. 病情需要,处方中的配药剂量超过规定剂量时(需医师双签字)。

4. 患者正在使用的药物中有配伍禁忌(应第一时间联系医师以免发生纠纷)。

5. 近期药品说明书有修改或患者用药期间发生不良反应。

6. 使用麻醉药品、精神药品的患者;使用特殊药物(抗生素、抗真菌药、激素、镇静催眠药、抗精神病药等)者;使用需要进行治疗药物监测的药物者。

7. 当同一种药物有多种适应证或用药剂量范围较大时。

8. 药品被重新分装,而包装的标识物不清晰时。

9. 使用需特殊贮存的药品或使用近效期的药品时。

10. 特殊人群,包括老、幼、孕妇或哺乳期妇女、少数民族、国外来宾和特殊职业者(如司机、高空作业等)等。

（三）需要特别关注的问题

1. 解释的技巧　一般应使用描述性和通俗易懂的语言来回答患者的咨询,也可语言和文字并用。尽量不使用特殊含义的药学或医学术语来解释,如 LD_{50} 等。

2. 尽量为特殊患者提供书面材料　首次使用某种药物的患者,使用地高辛、茶碱等治疗窗窄的药物的患者,用药依从性差的患者等。

3. 尊重患者的意愿,保护患者的隐私　工作中要尊重患者的意愿,保护患者的隐私,尤其不得将咨询档案等患者的信息资料用于商业目的。

4. 及时回答不拖延　对于患者咨询的问题,能够当场给予解答的就当场解答;不能当场答复的,或者不十分清楚的问题,要问清对方何时需要答复,待进一步查阅相关资料以后尽快给予正确答复。

边学边练

如何开展药物咨询工作,解决临床用药疑惑见实训四药学服务实训（二）的模拟训练。

二、医师用药咨询

1. 新药信息　临床医师常会涉及"一药多名"、同类药物作用的差别、新剂型的作用特点、药动学和药效学参数、临床评价等信息。主要是为临床合理用药提供依据或提供较新的治疗方案。

2. 合理用药信息　医师需要关注药物选用、配伍禁忌等问题。例如肝、肾功能不全患者的选药问题,过敏体质患者抗菌药物的选择问题等。

3. 治疗药物监测（TDM）　TDM 是药师参与临床药物治疗、提供药学服务的重要途径。安全范围小的药品常需要进行 TDM,例如地高辛、氨茶碱、抗癫痫药等,为制订或调整给药方案提供依据,保证合理用药。

4. 药物不良反应(ADR) 药师应为医师提供有关 ADR 的咨询,搜寻国内外 ADR 的最新进展,关注药品不良事件案例,特别是做好新药、免疫抑制剂和特殊管理药品等的不良反应监测工作,提供给医师参考。如吡格列酮引起膀胱癌的风险,头孢菌素引起血尿的风险,雷公藤多苷片的不良反应有药物性肝炎、肾功能不全、粒细胞减少、白细胞减少、血小板减少、闭经、精子数量减少、心律失常等。

药品不良反应信息通报

5. 药物相互作用 药物相互作用可产生药效增强或减弱、不良反应增加或减轻、药物的理化性质变化等多种结果。如青霉素与丙磺舒合用、氢氯噻嗪与各类降压药合用有协同作用,鱼精蛋白与肝素合用、乙酰胆碱与阿托品合用有拮抗作用等。因此,医师和药师要正确对待药物相互作用,用其"益"去其"弊"。

6. 配伍禁忌 处方医师和护士应注意药物配伍禁忌,药师也应提醒有配伍禁忌的药物。

7. 禁忌证 医师给药前应熟知药品的禁忌证,药师应提醒医师随时防范"禁忌证",尤其是当医师在使用本人专业以外的治疗药物时。

案例分析

案例

患者,男,65 岁,退休职工。患 2 型糖尿病 6 年,体检发现血压偏高,饮食和生活方式调节无效。医师拟处方硝苯地平,咨询其控释片、缓释片有何区别?

分析

首先硝苯地平缓释片和控释片在剂量上有区别;其次两者在使用上有共同点,服用时都不能掰开、咀嚼,因此建议首先选择剂量偏低的制剂;再次控释片在使用时只需要注意固定给药时间,而缓释片还需要考虑胃内容物、pH、肠蠕动快慢等影响。

三、护士用药咨询

护理工作的特点决定护士需要更多地获得有关药物的剂量和用法、药物的稳定性、配伍的理化变化、配伍禁忌以及注射药物的适宜溶媒、溶解或稀释的容积、浓度和滴度等信息。如青霉素在 pH 6.5~7.0 较为稳定,在低或高 pH 下分解迅速,尤其在碱性条件下破坏更快,因此青霉素常用 0.9% 氯化钠注射液(pH 约 6.45)作为溶媒,而不用葡萄糖注射液(弱酸性);氨茶碱与多巴胺合用时,前者的二乙胺使后者氧化变色,两者不宜同瓶注射;两性霉素 B、硝普钠等与溶媒配伍后遇光不稳定,在强光下极不稳定,易分解使疗效降低,所以输液应避光输注(以黑纸遮挡光线后进行输注);万古霉素滴注速度过快可引起红人综合征,因此滴注时每 1g 药品至少加入 200ml 液体,并控制滴注时间在 2 小时以上。

知识链接

临床常见的药学计算

临床常见的药学计算包括浓度计算、滴速计算、肠外营养能量配比计算、抗生素效价与质量换算等。

1. 浓度计算有百分比计算、药液稀释、不同浓度的混合、摩尔浓度计算等。

2. 滴系数是计算滴速的必要数据。滴系数是指每毫升溶液所需要的滴数，一般记录在输液器外包装上，常见的滴系数有 10、15 和 20 三种型号。

输液时的每分钟输入量（滴数）=输入的液体总量（ml）×滴系数/药液要求时间

3. 肠外营养能量配比计算参见 PIVAS 相关章节。

四、患者家属与其他群体的用药咨询

随着社会的发展和医学知识的普及，人们的自我保健意识也不断加强，更加注重日常保健和疾病预防，药品咨询的业务量在不断地上升。药师需要承担起新的责任，接受患者家属、药品消费者及其他关心用药的群体的用药咨询，给予科学的用药指导，并提供关于药品使用、贮存、运输、携带包装的信息，增强公众合理用药的意识。

（一）用药咨询的内容

用药咨询的常见内容有多发病及常见病的药物使用，保健药品的用药指导，常见疾病的治疗，减肥、补钙、补充营养素等用药指导，包括用药时间、注意事项、禁忌证、不良反应及相互作用等。药师在回答用药咨询时要注意个体差异，特别要注意特殊人群的咨询，如老年人、婴幼儿、孕妇及哺乳期女性、肝肾心功能不全患者的用药指导等。

案例分析

案例

李某，男，22 岁。因咽喉疼痛、发热、咳嗽、吐黄痰等，自测体温 38.5℃，欲去药店购买阿司匹林片和利巴韦林片口服。

分析

该患者咽喉疼痛、发热的同时咳嗽、吐黄痰，说明有细菌感染。利巴韦林片是抗病毒药物，对细菌感染无效。阿司匹林具有解热、镇痛、抗炎等药理作用，药效迅速、稳定，但只是对症治疗。建议患者加用抗菌药物或到医院就诊。发热 39℃以上可视为急诊，应及时到医院就诊。

面对"久病成医""自学成才"的患者，药剂师应有理有据地进行解释说明，阐述误诊、误用药品的严重后果，尽量纠正患者不适当的治疗观念，促进合理用药尤其是非处方药的合理应用。

（二）参与自我药疗

自我药疗（self-medication）是指在没有医师或其他医务工作者的指导下，恰当地应用非处方药，用以缓解轻度、短期的症状及不适，或治疗轻微的疾病。临床常见症状如头痛、发热、咳嗽、消化不良、腹泻、便秘、痛经等，常见的疾病如感冒、口腔溃疡、咽炎、缺铁性贫血等可在药师的指导下用药。

药师是提高人民用药水平的宣传者，也是药品分类管理制度的执行者，为达到用药安全、合理、有效和经济的目的，在自我药疗中，药师应在非处方药（OTC）的用药指导方面发挥着重要的作用。帮助人们认识 OTC 的潜在危害，忠告消费者按说明书用药，注意 OTC 的不良反应，警惕药物相互作用，审慎对待小儿及老年人用药，合理使用医药经费，注意药品的储存和保管等。

点滴积累 ∨

1. 用药咨询服务是指药师应用所掌握的药学知识和药品信息，向公众提供药物治疗和合理用药的咨询服务。
2. 用药咨询的对象主要为患者、医师、护士以及患者家属与其他群体的用药咨询。

第四节 用药教育和用药指导

因患者缺乏正确的药物知识，过量服药、不遵医嘱随意更改服药剂量、慢性病不能坚持长期服药等现象可能影响治疗效果，甚至导致药源性疾病的发生。因此，临床需要药师对患者进行用药教育和用药指导，并贯穿于整个治疗过程中。

一、基本内容和方法

用药教育是指对患者和公众进行合理用药的指导，通过普及合理用药知识，预防药品不良反应，提高用药的依从性。药师通过告知患者健康状况、药物治疗方案和生活方式调节等多种教育活动，避免用药错误的同时能更好地促进合理用药。患者的用药教育和指导还可有效促进其遵循药物治疗方案的执行。

用药指导是临床药师综合运用医药学知识，用简洁明了、通俗易懂的语言向患者和民众说明药物的用法、用量及注意事项，解释用药过程可能出现的问题及应对措施，科学指导患者正确使用药品。

用药教育和用药指导是临床药师工作职责中的一项重要内容，用药教育和指导的对象主要是患者和民众，可根据不同对象的特点采取不同的指导形式，常见有口头交代、宣传页、电话、音频、视频、图片及邮件等。用药教育和用药指导的内容主要集中在药物制剂的使用时间、剂量、途径及用药频次等内容。

药品使用警示标志图

二、药品的正确使用方法

正确的使用方法是药物治疗有效的保障，同时也是降低药品不良反应的有效措施。

1. 口服药的使用方法 口服药物制剂有固体、液体制剂,不同的口服制剂服用要求不同,服用药品时的水量、水温也有相应的要求。

(1) 片剂、胶囊剂:该剂型的药品一般用 100~200ml 温开水送服,水量不宜太少,避免制剂黏附在消化道内壁引起刺激。活菌制剂、维生素和酶类药品等不宜使用热水,水温一般不超 40℃;特殊制剂如双膦酸盐,服药时用 200ml 温水送服,同时上身保持直立 30 分钟,不能平卧,用药后大量饮水,保证每天 2000ml 以上的尿量;胃黏膜保护剂如硫糖铝、果胶铋等,服药后在胃中形成保护膜,服药后的 1 小时内尽量不要喝水。

服用药品饮水量的要求

(2) 滴丸:滴丸可分内服、外用。内服时,应仔细看好药物的服法,剂量不能过大;宜以少量温开水送服,有些可直接含于舌下。滴丸在保存中不宜受热。常见制剂有丹参滴丸、速效救心丸等。

(3) 糖浆剂:糖浆剂一般较为黏稠,常用于止咳。药物会黏附在咽喉部而发挥作用,此时应少喝水,尤其不应喝热水,避免将药物冲掉。常见制剂有川贝枇杷糖浆、甘草合剂等。

2. 外用药的使用方法 常见的外用制剂包括滴眼剂、栓剂、软膏剂和膜剂等。

(1) 眼用制剂:眼用制剂常见滴眼剂和眼膏剂。

滴眼剂使用前先清洁双手,头后仰,用示指轻轻将下眼睑拉开呈一钩袋状;用手指轻轻按压内眦,然后将药液从眼角侧滴入眼袋内,一次 1~2 滴;滴药时勿使滴管口触及眼睑或睫毛,以免污染;轻轻闭眼 1~2 分钟,转动眼球,促进药液在眼部吸收;药液吸收后松开手指,用药棉或纸巾擦去眼外的药液。拧紧瓶盖,冰箱冷藏保存,在标签上标注开口日期,尽量在开封后 1 个月内用完。若同时使用 2 种药液,宜间隔 10 分钟。如药液出现浑浊或变色时,切勿再用。常见制剂有毛果芸香碱滴眼剂、阿托品滴眼剂等。

眼膏剂的使用步骤与滴眼剂相似,但不必按压内眦。拉开眼睑,挤压眼膏尾部,使眼膏呈线状溢出,将约 1cm 长的眼膏挤进下眼袋内,轻轻按摩 2~3 分钟以增加疗效,眼膏管口不要直接接触眼、眼睑和毛发。多次开管和连续使用超过 1 个月的眼膏剂不建议再用。常见制剂有红霉素眼膏、金霉素眼药膏等。

(2) 含漱剂:含漱剂多为消毒防腐药的水溶液,一般早、晚刷牙后使用。首先根据说明书的要求稀释浓溶液;然后清理口腔中的食物、痰液等;含一口药液,不可咽下或吞下,含服时间一般为 5 分钟;最后吐掉含漱剂,含漱后不宜马上饮水和进食,以保持口腔内的药物浓度。对幼儿、恶心、呕吐者暂时不宜含漱。常见制剂有醋酸氯己定漱口液、甲硝唑含漱液。

(3) 栓剂:栓剂因施用腔道的不同,常见直肠栓和阴道栓。

阴道栓应用时应先洗净双手,除去栓剂外封物。如栓剂太软,可将其带着外包装放在冰箱的冷冻室中冷却片刻,变硬后除去外封物,用指甲或小刀刮掉多余的片状外缘;患者仰卧于床上,双膝屈起并分开,可利用置入器或戴手套,将栓剂尖端部向阴道口塞入,并用手以向下、向前的方向轻轻推入阴道深处,为减轻用药阻力可用清水或水溶性润滑剂涂在栓剂的尖端部;置入栓剂后合拢双腿,保持仰卧姿势约 20 分钟;给药后 1~2 小时内尽量不排尿,以免影响药效;建议入睡前给药;月经期停用,过敏者慎用。

直肠栓的应用要点与阴道栓相似。用药前先排便,儿童可趴伏在大人的腿上;将栓剂的尖端插入肛门,并用手指缓缓推进,深度为距肛门口幼儿约 2cm、成人约 3cm,合拢双腿并保持侧卧姿势 15～20 分钟,以防栓剂被压出;用药后 1～2 小时内尽量不解大便(刺激性泻药除外)。

(4) 软膏剂、乳膏剂:涂敷前将皮肤清洗干净;根据用药部分面积酌情用药剂量,有破损、溃烂、渗出的部位一般不要涂敷,涂敷后轻轻按摩可提高疗效;若用药部位出现烧灼或瘙痒、发红、肿胀、红疹等反应时应立即停药,并将局部药物洗净;不宜涂敷于口腔、眼结膜。

3. 特殊剂型的使用方法　除常见的固体、液体制剂外,部分药物制剂因首关消除率高改变传统的给药途径,或因用药部位特点、用药人群需求等多种因素的影响而改变剂型、改变给药方式。

(1) 舌下含片:含服时要将药片放于舌下,一般含服时间在 5 分钟左右,含服时不能用舌头在嘴中移动舌下片以加速其溶解,不能咀嚼或吞咽药物,禁止吸烟、进食、嚼口香糖,保持安静,不宜说话,含后 30 分钟内不宜吃东西或饮水。常见硝酸甘油片、盐酸阿扑吗啡舌下含片。

(2) 咀嚼片:咀嚼片在口腔内的咀嚼时间宜充分,用于胃部疾患的制剂宜咀嚼成糊状,咀嚼后可用少量温开水送服;用于中和胃酸时,宜在餐后 1～2 小时服用。常见制剂有铝碳酸镁咀嚼片、孟鲁司特钠咀嚼片。

(3) 口颊片:使用时将制剂置于牙龈和龈颊沟间含服,口腔溃疡时黏附于黏膜患处即可,用药期间不宜喝水、吃东西。饭后用,临睡前加用 1 片。不建议直接吞咽。常见制剂有甲硝唑口颊片。

(4) 缓释、控释制剂:口服片的外形与普通片剂相似,但在药片外有一层半透膜。除另有规定外,服用时应整粒吞服,不得掰开或咀嚼后服用;缓控释制剂一般维持时间为 12～24 小时,故建议固定每天的服药时间。常见制剂有硝苯地平缓释片、硝苯地平控释片。

(5) 泡腾片:口服泡腾片一般宜用 100～150ml 凉开水或温水浸泡,待完全溶解或气泡消失后再饮用,严禁直接服用或口含,药液中有不溶物、沉淀、絮状物时不宜服用。常见制剂有阿司匹林泡腾片、维生素 C 泡腾片。

ER-8-6

泡腾片的使用方法

(6) 双层糖衣片:不能研磨,宜整粒吞服。常见制剂有多酶片。多酶片是含 3 种消化酶(淀粉酶、胃蛋白酶、胰酶)的双层糖衣片,外层为一般肠衣,淀粉酶和胃蛋白酶在药片的外层,可在胃内发挥助消化作用。而胰酶在碱性的肠道中才能发挥作用,因此被包裹在药片内层。若药片研碎,就会失去保护作用,同时残留的胰酶粉剂可引起严重的口腔溃疡。

(7) 气雾剂:首先清理呼吸道,包括口腔、鼻腔的分泌物,打开气雾剂外包装,将气雾剂倒置,用拇指虚压在喷嘴上,轻轻摇晃几下,贴放在唇边;然后呼气至呼气末;轻启口唇含住气雾剂喷嘴,喷嘴放在舌头上面;在摁下喷嘴的同时,缓慢用口腔吸气,喷嘴一次摁到底;在吸气末,闭气约 15 秒左右;15 秒后用鼻腔缓慢呼气,保持口腔闭合;呼气末用清水漱口并吐掉。一次给药结束,根据需要可重复给药。常见制剂有沙丁胺醇气雾剂、布地奈德气雾剂。

(8) 鼻用喷雾剂:喷鼻前先清理呼吸道;用力振摇气雾剂并将尖端塞入一个鼻孔,同时用手堵住另一个鼻孔并闭上嘴;挤压气雾剂的阀门喷药,一次喷入 1 揿,或参阅说明书的剂量,同时慢慢地用鼻子吸气;喷药后将头尽力向前倾,置于两膝之间,10 秒后坐直,用嘴呼吸,使药液流入咽部,吐出漱口即可;一个鼻孔给药完毕。用毕后可用凉开水冲洗喷头。常见制剂有氟替卡松鼻喷雾剂、富马酸酮替芬鼻喷雾剂。

（9）透皮贴剂:其药物可透过皮肤以恒定的速度吸收入血。刮去用药部位的毛发,清洗干净并晾干。皮肤有破损、溃烂、渗出、红肿的部位不要贴敷,不要贴在皮肤的皱褶处、四肢下端或紧身衣服底下;使用前先撕下保护膜,然后贴在用药部位,用手指轻轻按压,保证药膜与皮肤充分接触;使用时不宜热敷。定期更换或遵医嘱,若发现给药部位出现红肿或刺激,应立即停药。常见制剂有东莨菪碱贴剂、硝酸甘油贴剂。使用硝酸甘油贴剂时应贴在左胸位置,不宜穿紧身衣物。

特殊剂型药品的使用方法

点滴积累

1. 用药教育是指对患者和公众普及合理用药知识。用药指导是临床药师向患者和民众说明药物的用法、用量及注意事项，科学指导患者正确使用药品。两者的目标是一致的，即预防药品不良反应、提高用药的依从性、减少用药差错、促进合理用药。

2. 不同制剂的给药途径和要求不同，患者应注意水量、水温、时间等多种因素的影响。

第五节　药物利用研究与评价

药物经济学是应用经济学的知识研究医药卫生领域有关药物利用的经济问题与规律,探讨如何提高药物资源的配置和利用,利用有限的资源最大限度地改善民众的健康状况。对提高医院的合理用药水平,提高医疗质量和医院管理水平,控制药费过度增长及政府对医疗补偿机制的实施起到非常重要的作用。

一、药物经济学基础与方法

药物经济学是以卫生经济学为基础而发展建立的一门新型边缘学科,最早出现在20世纪70年代的美国,它是在医疗费用持续增长的社会背景下产生的,用以解决更有效地利用有限的医疗资源问题。随着医药卫生体制改革,我国现在面临的现实社会问题引发社会对药物经济学应用的需求,越发重视药物经济学的参考作用。

（一）药物经济学研究的基本要素及研究意义

1. 药物经济学　泛指经济学在药学治疗评价上的应用,包括一切有关药物临床应用的经济学研究。具体地说,药物经济学是应用现代经济学的研究手段,结合流行病学、决策学、生物统计学等多学科的研究成果,全方位地分析药物治疗备选方案（也包括非药物治疗方案）的成本、效益或效果,评价其经济学价值的差别。

2. 药物经济学研究的基本要素　成本、结果是药物经济学研究的两大基本要素。成本是药物经济学研究中最重要的概念之一,是所有经济评价的核心内容。药物经济学的成本是指实施预防、诊断及治疗所消耗的资源或付出的代价,其主要是依据样本过去和现在的数据对总体未来的预计和估算。结果指实施预防、诊断或治疗措施而产生的有利或有益的结果。药物经济学研究就是在成本和结果间寻求一个最佳点,达到合理分配社会资源的目的。

(二) 药物经济学研究的评价方法

药物经济学研究的评价方法主要有最小成本分析法、成本-效果分析法、成本-效益分析法和成本-效用分析法。

1. **最小成本分析法** 是指对预防、诊治或干预的收益或结果相同的两个或两个以上的备选方案的成本进行比较,从中选出成本最小的方案的一种分析方法。最小成本分析法是成本-效果分析或成本-效益分析的特例,治疗结果用货币单位来表示。

2. **成本-效果分析法** 以特定的临床治疗目的或临床效果为衡量指标,比较不同治疗方案单位治疗效果的成本高低。成本以货币表示,治疗结果是一种单纯的生物或物理指标,不用货币单位来表示,而采用临床指标,如抢救患者数、延长的生命年、治愈率等。

3. **成本-效益分析法** 比较单个或多个药物治疗方案之间或其他干预所耗费的成本和由此产生的效益的一种方法,其成本和结果均以货币单位测量。可以比较不同药物对同一疾病的治疗效益,也可以进行不同疾病治疗措施间的比较。

4. **成本-效用分析法** 指评估和比较改进生命质量所需成本的相对大小或每生命质量调整年所需成本的多少,以此描述人们在身心健康上每消耗一定成本所获得的最大满足度。简单地说,它是既考虑效果,又考虑患者对健康的欲望和满足程度的一种方法。其结果侧重于生存质量的改善,常用单位是生命质量调整年(QALY),此法多用于慢性病的研究。

二、药物利用研究

(一) 研究方法及应用

1. **药物利用研究** 是对全社会的药物市场、供给、处方及其使用的研究。从宏观的角度,面向所有的患者,考察药物利用情况,纠正整个医院以及全国的不合理用药。研究重点是药物利用所引起的医疗的、社会的和经济的后果,以及各种药物和非药物因素对药物利用的影响。目的是力求实现用药合理化。

2. **研究方法** 常用限定日剂量(DDD)、用药频度(DDDs)、药物利用指数(DUI)分析进行药物利用研究。DDD 是用药频度分析的单位,指为某一特定药物治疗的主要适应证而设定的成人平均日剂量,可因年龄、体重、药物代谢动力学等的差异而不同;一段时间内药品的总销量(g)/该药的DDD 值,就是该药在某时间段内的用药人次(DDDs),可反映不同时间段内的用药动态和用药结构;药物利用指数是指以总 DDD 数除以患者的总用药天数,DUI>1.0 说明日处方用量大于 DDD,提示存在用药不合理的情况。

3. **应用** 药物利用研究可监测药物应用情况,提示药物消费分布与疾病的关系,预测药品需求量和需求结构,为政府指导促进形成适合国情的药物消费结构提供依据,同时有利于确定药物治疗的安全性、有效性和经济性。

（二）药物利用研究的影响因素

药物利用研究一般以药品销量为出发点,因此药品的价格、剂型、不良反应、疗效及是否属医保范围等因素都会影响药物利用研究的结果,患者实际是否用药并不在药物利用研究的考虑范围内。但患者分布区域、年龄、性别、家庭规模、收支情况、文化程度、婚姻状况、健康状况、卫生服务及医疗保障情况等都会影响药物利用的结果。

三、药物经济学在药物利用与合理用药中的作用

药物经济学的服务对象包括医疗保健体系的所有参与者:政府管理部门、医疗提供单位、医疗保险公司、医师以及患者。因此,所发挥的作用涉及医疗、药事管理、政府决策等,是药学服务的重要内容之一。

1. 节约和合理分配卫生资源　药物经济学研究的核心是对药物或给药方案进行经济学评价,使有限的卫生资源发挥最大的社会经济效益和治疗效果。以尽量少的药品消耗达到最好的医疗效果,维护患者的身心健康,减轻患者的经济负担,节约和合理分配有效的医药卫生资源。

2. 促进合理用药　药物经济学主要解决的问题是临床药学工作中的“经济”问题,它运用药物经济学理论和方法,以“安全、有效、经济、适当”为原则,对临床用药进行分析评价,指导临床合理用药。为药品资源的优化配置,新药的研制开发,临床规范、合理用药等提供科学的信息基础和决策依据,也为促进药品合理使用以及控制药品费用增长提供科学的理论依据。

3. 为制定基本药品目录提供依据　有效指导医院制定用药目录,规范用药,在遵循药品价格制定原则的前提下适当降低药品的价格以提高药品的成本-效果。同时评价临床给药方案、药学服务的经济效益,也为《国家基本医疗保险药品目录》药品的遴选做出指导。

点滴积累 ＼

1. 成本、结果是药物经济学研究的两大基本要素。
2. 药物经济学的评价方法主要有最小成本分析法、成本-效果分析法、成本-效益分析法和成本-效用分析法。
3. 药物经济学研究可以有效节约和合理分配卫生资源、促进合理用药、为制定基本药品目录提供依据,在药物利用与合理用药中发挥重要的作用。

目标检测

一、选择题

（一）单项选择题

1. 药学服务的对象是(　　)

    A. 患者　　　　　B. 医师和护士　　　C. 社会公众　　　D. 肥胖人群　　　E. 家属

2. 药学服务的提供者是(　　)

    A. 药师　　　　　B. 医师　　　　　　C. 护士　　　　　D. 患者　　　　　E. 执业药师

3. 药学服务最基本的要素是( )

    A. 药剂师提供的服务

    B. 为公众提供的服务

    C. 为社会提供的服务

    D. 与药物使用有关的服务

    E. 与治疗相关的服务

4. 药学服务的最终目的是( )

    A. 治愈患者的疾病

    B. 合理用药,避免医药资源浪费

    C. 提高公众的生活质量

    D. 提高患者的安全用药意识

    E. 预防疾病

5. 药剂师的基本工作之一是( )

    A. 药品的调剂

    B. 药品的供应

    C. 制订治疗方案

    D. 参与急诊工作

    E. 监测患者的血药浓度

6. 最具有法律依据的药品信息来源是( )

    A. 药品说明书

    B. 百度文库

    C. 教材《药理学》

    D. 执业药师考试参考用书

    E. 药剂师职称考试参考用书

7. 药师在接受护士咨询时,应重点关注的内容是( )

    A. 药品经济学知识

    B. 药物制剂的等效性

    C. 药品在人体内的药动学参数

    D. 注射剂的配制、溶媒、浓度和滴注速度

    E. 输液制剂的储存条件

8. 对"药学服务(PC)"的叙述最正确的是( )

    A. 药师应用药学专业知识向用药患者提供医疗服务

    B. 药师应用药学专业知识向患者提供负责的服务

    C. 药师应用医学专业知识向患者和社会公众提供服务

    D. 药师以提供信息和知识的形式,满足公众与药物使用有关的某种特殊需要

    E. 药师以面对面的方式,为医师和护士提供确定治疗方案的依据

9. 下列外文缩写词中,正确表示"限定日剂量"的是( )

    A. DDA   B. DDD   C. TDM   D. DDS   E. ADR

10. 不属于影响药物利用研究的因素包括患者的( )

    A. 年龄、性别、家庭规模

    B. 收支情况、文化程度

    C. 婚姻状况、健康状况

    D. 是否医保

    E. 用药依从性

11. 三级信息源的优点是( )

    A. 内容广泛,使用方便

    B. 内容准确,没有偏倚

    C. 内容更新快速准确

    D. 作者转录数据准确

E. 提供内容全面细致

12. 不宜选择葡萄糖注射液作为溶剂的药物是(　　　)

  A. 青霉素　　　　B. 红霉素　　　　C. 磷霉素　　　　D. 环丙沙星　　　　E. 甲硝唑

（二）多项选择题

1. 提供药学服务的药师应具备的素质包括(　　　)

  A. 具备较高的交流沟通能力

  B. 具备临床医学基础知识

  C. 具备开展药学服务工作的实践经验和能力

  D. 具有药学与中药学专业的教育背景

  E. 具备药学服务相关的药事管理与法规知识以及高尚的职业道德

2. 实施药学服务的地点包括(　　　)

  A. 门诊药房　　　　　　　　B. 住院病房　　　　　　　　　C. 社区药店

  D. 收费室　　　　　　　　　E. 药物咨询室

3. 接待患者投诉应(　　　)

  A. 在现场解决　　　　　　　B. 面带微笑、举止大方、行为端庄

  C. 接受患者提出的任何要求　D. 注意维护医院的声誉

  E. 明确患者投诉的原因

4. 患者纠纷处理时,可酌情考虑赔偿的部分是(　　　)

  A. 相关的药费　　　　　　　B. 相关的治疗费

  C. 精神损失费　　　　　　　D. 投诉过程中产生的交通费

  E. 因投诉误工被扣发的工资、奖金等

5. 需要药剂师主动进行药物咨询的情况是(　　　)

  A. 患者合并用药较多　　　　B. 超说明书范围的适应证

  C. 近期药品说明书有修改　　D. 使用麻醉药品、精神药品的患者

  E. 使用临近有效期的药品时

6. 关于患者投诉的说法正确的是(　　　)

  A. 患者投诉属于危机事件,应高度重视

  B. 处理投诉时要注意尊重患者,不能将患者放到对立面

  C. 应先安抚患者的情绪,再请患者到办公室协商

  D. 就诊处方、处方底联、收据等属于投诉证据

  E. 被投诉的药剂师不适宜接待此次纠纷患者

7. 属于控释制剂特点的是(　　　)

  A. 控释制剂的含量一般高于普通制剂

  B. 使用时考虑食物、服药时间等的影响

  C. 对于肝、肾功能不全患者的影响很小

D. 对于消化功能降低的患者,可咀嚼后服用

E. 每天固定给药时间

8. 阿仑膦酸钠的使用注意事项包括(　　　)

A. 晨起服用

B. 服药时上身直立,保持 30 分钟

C. 少喝水

D. 隔天 1 次

E. 不宜与牛奶、钙剂同服

9. 药物经济学研究的最基本的要素包括(　　　)

A. 成本 　　　B. 效益 　　　C. 结果 　　　D. 治愈率 　　　E. 有效率

10. 药物经济学研究方法包括(　　　)

A. 最小效果分析 　　　B. 最小成本分析

C. 成本-效益分析 　　　D. 成本-效用分析

E. 成本-效果分析

二、简答题

1. 药学服务中需要重点关注的人群是哪些?

2. 简述药学监护的主要内容。

三、实例分析题

1. 某地区三甲医院打算开展"医药进社区"服务。请你为该活动制订活动计划,包括活动内容、方式、人员等。

2. 2002 年年底,我国开始出现非典型肺炎案例,其具有很强的传染性。非典型肺炎是由 SARS 冠状病毒(SARS-CoV)引起的一种具有明显的传染性、可累及多个脏器系统的特殊肺炎,重症病例表现明显的呼吸困难,并可迅速发展成为急性呼吸窘迫综合征,死亡率很高。糖皮质激素在控制 SARS 传播的过程中发挥了巨大作用,但 SARS 患者愈后出现股骨头坏死的发病率很高。请分析原因,说明该事件与药剂师之间的关系。

ER-08章习题

(李巧芳)

实训四　药学服务实训（一）

【实训目的】

1. 能熟练应对医患纠纷。

2. 具有能运用所学的专业知识实施药学服务的能力和意识,具有良好的沟通表达能力、逻辑思维能力。

3. 学会理解和尊重患者。

【实训内容和方法】

1. 实训内容

（1）医患纠纷的应对。

（2）用药咨询。

2. 实训用品和环境　模拟药房、各种药品的药盒、相关药品的说明书、相关的办公用品等。

3. 实训方法

（1）学生分组:每8人一组,每2人一小组,每一大组教师准备2~4个类型的情景模拟训练项目。根据班级人数,提前做好情景模拟项目准备。

（2）情景实训方法:每小组同学相互扮演患者和咨询药师,题目由患者抽取,按选取的内容进行实训。具体要求:①实训前每大组同学一起熟悉模拟内容及相关注意事项;②扮演患者的学生可自由模拟患者的情况;③扮演结束后,大组同学对扮演患者和药师的同学分别进行评价,并提出改进建议;④一轮模拟训练完毕后组内互换角色进行实训;⑤实训过程中带教老师进行巡回指导,最后考核评分。

【实训步骤】

1. 了解问询人的一般资料和问询问题的背景信息。

2. 对问题进行确定并归类。

3. 确定检索方法,查阅文献。

4. 文献的评价、分析和整理。

5. 形成答案并告知问询者。

6. 随访并建立档案。

任务1　关于排队时间过长纠纷

值班期间,患者因排队时间过长,与同事发生冲突,作为事件发生的目击者,请问你如何处理此类纠纷。

任务2　解决患者退药纠纷

女,55岁,昨日购买某品牌的药品后,今日要求退药,因为药品内包装破损,药品有多处污染的情况。请处理。

任务3　回答关于药价问题的咨询

某治疗胃病的药品 A,患者质疑药价太高,与同样包装、同样规格的不同生产厂家的该药品 B 价格相比,差异较大,尤其是比同品种的进口药品 C 价格更高。请解释原因。

【实训注意】

1. 任务1的重要知识点　尽快将患者带离现场,同时请该同事暂避,以避免矛盾进一步激化,尽量减少事件对其他患者以及工作秩序的影响。选择办公室等安静场所,以缓和患者的情绪,避免受到打扰。自己或者主管领导接待,要有亲和力、善于沟通。接待时注意言行举止:尊重和微笑、举止大方、行为端正。

首先,对因为排队时间过长对患者造成的不便表示深深的歉意。其次,向患者解释相关的工作程序,请患者相信,复杂的工作程序只是为了更好地保障患者的用药利益,请患者谅解。另外,可以说明一些个别的原因,例如今天是周一,患者历来较多,知名专家出诊等。

特别提示:先让患者坐下,自己后坐,注意坐姿端庄,可以为患者倒水或沏茶,以缓解患者的情绪。

2. 任务2的重要知识点　首先检查患者的处方底联、收据,与电脑中处方调剂的存档核对;检查患者手中的药品与库存药品是否一致,包括名称、剂型、生产厂家、批号和有效期等;询问调剂该处方药剂师当时的情况;若前几项一致,则应检查库存的同种药品是否有类似情况;确属药剂科责任的,应给予退药。

3. 任务3的重要知识点　药品价格一直是敏感话题。可以从国家政策入手,说明药品招标采购的简单要点;简述影响药品价格的因素,如采购来源、原材料、生产工艺、出厂价、是否新药等,自主研发的药品不受政府药品价格限制;不同的生产厂家自主定价不同。

【实训检测】

1. 任务1的检测点

(1) 将患者带离现场到办公室。

(2) 确定接待人员。

(3) 对处方调配花费时间的解释。

2. 任务2的检测点

(1) 对药品来源的判断能力。

(2) 对药品被污染原因的判断能力。

(3) 对药品能否退换的解释。

3. 任务3的检测点

(1) 影响药价的因素。

(2) 分析不同药品之间的差异,例如原料、厂家、工艺流程、生物利用度等。

【实训报告】

药学服务实训报告1

专业_____ 班级_____ 学号_____ 姓名_____ 分数_____

实训目的：_____

1. 情景实训一

步骤：

注意事项：

2. 情景实训二

步骤：

注意事项：

3. 情景实训三

步骤：

注意事项：

启发及体会：

报告日期： 年 月 日 教师签名：_____

【实训评价】

药学服务实训评价指标1

姓名：_____ 班级：_____ 学号：_____

评价指标		评分细则	得分	小计
职业素养 （10分）	仪容仪表 （5分）	1. 穿着白大衣，干净整洁，没有涂染（2分） 2. 头发整齐、无染烫，不染指甲（3分）		
	言行举止 （5分）	1. 使用敬称、主动招呼等（3分） 2. 无拽头发、拉衣角，不得抖腿、斜靠等小动作（2分）		
沟通表达 （60分）	关于排队时间过长纠纷 （20分）	1. 将患者带离现场到办公室（5分） 2. 确定接待人员（5分） 3. 对处方调配花费时间的解释（10分）		
	解决患者退药纠纷 （20分）	1. 对药品来源的判断能力（8分） 2. 对药品被污染原因的判断能力（4分） 3. 对药品能否退换的解释（8分）		
	关于药价问题 （20分）	1. 对影响药价的因素介绍（10分） 2. 对药品差异的分析（10分）		

续表

评价指标		评分细则	得分	小计
逻辑思维能力（30分）	矛盾分析（10分）	1. 能理解问题关键(5分) 2. 能清晰表述矛盾(5分)		
	对危机事件的反应能力（10分）	1. 能快速反应,带领患者离开公共区域,到办公室等安静区域(5分) 2. 尊重礼待患者(3分) 3. 有安抚患者的行为,如请坐、倒水等(2分)		
	语言表述（10分）	1. 语言表达流畅,不断续,逻辑感强(6分) 2. 专业词汇表述清晰、正确(2分) 3. 有确认对方是否明白问题的环节(2分)		
合计				

备注:教师可参考上表设计知识考点。建议参考实训监测点设立评分点和测评机制

实训四 药学服务实训（二）

【实训目的】

1. 具有能运用所学的专业知识实施药学服务的能力和意识,为在药物治疗方面起到医护人员的参谋和助手奠定坚实的基础。

2. 具有常见药物的咨询及合理用药指导技能。

3. 能正确介绍常见有关口服、外用制剂的使用方法。

【实训内容和方法】

1. 实训内容

（1）患者的用药咨询。

（2）护士的用药咨询。

（3）不同剂型使用方法的指导。

2. 实训用品和环境 模拟药房、各种药品的药盒、相关药品的说明书、医院用药处方、血压计、听诊器、药物咨询台和相关的办公用品等。

3. 实训方法

（1）学生分组:每8人一大组,每2人一小组,每一大组教师准备2~4个类型的情景模拟训练项目。根据班级人数,提前做好情景模拟项目准备。

（2）情景实训方法:每小组同学相互扮演患者和咨询药师,题目由患者抽取,按选取的内容进行实训。具体要求:①实训前每大组同学一起熟悉模拟内容及相关注意事项;②扮演患者的学生可自由模拟患者的情况;③扮演结束后,大组同学对扮演患者和药师的同学分别进行评价,并提出改进建议;④一轮模拟训练完毕后组内互换角色进行实训;⑤实训过程中带教老师进行巡回指导,最后考核评分。

【实训步骤】

1. 了解问询人的一般资料和问询问题的背景信息。

2. 对问题进行确定并归类。

3. 确定检索方法,查阅文献。

4. 文献的评价、分析和整理。

5. 形成答案并告知问询者。

6. 随访并建立档案。

任务 1 开展药物咨询

刘某,男,45 岁。血压 170/100mmHg,医师处方卡托普利。患者阅读说明书后,认为卡托普利说明书中的不良反应项目很多,觉得该药品不安全,要求换药。请为患者进行释疑解惑。

任务 2 指导护士计算给药剂量

患者,男,45 岁,体重 75kg。因全身真菌感染使用两性霉素 B 注射给药。给药剂量为 0.1mg/kg,以 5% 葡萄糖溶液 250ml 为溶剂,使用滴系数为 20 的输液器输液。请计算给药量,并指导护士计算静脉滴注的速度。

任务 3 关于药品剂型的使用方法

处方 1:女性患者,因骨质疏松就医,医师处方如下:

诊断:绝经后骨质疏松

用药:阿仑膦酸钠片 10mg×7/10mg qd ac

处方 2:心绞痛患者,医师处方如下:

诊断:心绞痛

用药:硝酸甘油片 0.5mg×48/0.5mg prn 舌下含服

请为患者解释处方中的药品使用方法及注意事项。

【实训注意】

1. **任务 1 的重要知识点** 药品不良反应属于药品的特有作用,与药理作用共同存在,不可分割;药品不良反应有发生率高低的不同,常见、偶见的不良反应多为副作用,停药后可恢复,对机体危害不大,毒性反应虽然危害较大,但发生率低,且通过控制剂量、疗程等措施可避免或减轻;此外,药品说明书中对不良反应描述的多少,并不能代表药品的安全范围大小,药品的安全范围与 LD_{50}/ED_{50} 的值有关,数值越大,安全范围越大。

2. **任务 2 的重要知识点** 患者的总体给药量是体重与给药剂量 0.25mg/kg 的乘积。两性霉素 B 静脉滴注过快可引起心室颤动和心搏骤停的危险,静脉滴注时间以控制在 6 小时以上为宜。利用滴系数计算输液容量的总滴数,除以输液所需时间即为每分钟控制的滴数。

3. **任务 3 的重要知识点**

处方 1:阿仑膦酸钠片的服用方法有两种,即一天 1 次,一次 10mg;或一周 1 次,一次 70mg。早餐前空腹口服,至少用 200ml 温开水送服,不得与牛奶、咖啡、橘子、高钙食品等同服;避免躺卧,保持上身直立 30 分钟以上。本处方是一天 1 次,一次 10mg;服药后多饮水,保证每天的尿量在 2000ml 以上。

处方 2:硝酸甘油片每次 1 片 0.5mg,必要时舌下含服;含服时不得吃东西、饮水;舌下含服有刺麻感,刺麻感减弱说明药效降低,应及时更换;不得用舌头在口腔内搅动,不得含在两颊、咽喉等部位。硝酸甘油遇光、热分解失效,应随身携带不贴身,快速取用,拧紧瓶盖。因扩张全身血管,降低血压,故坐卧位服药。每次 1 片,3 分钟后心绞痛未缓解再含服 1 片,最多连续不得超过 3 片。大便干燥的患者可在如厕前含服 1 片。注意监测用量,避免出现耐受性而耽误治疗。

【实训检测】

1. 任务 1 的检测点

（1）药品不良反应的定义。

（2）不良反应发生率的描述。

（3）药品安全性的判断。

2. 任务 2 的检测点

（1）滴系数的含义。

（2）给药量的计算。

（3）滴速的计算。

3. 任务 3 的检测点

（1）处方中拉丁缩写的辨识。

（2）处方解读。

（3）药品剂型的使用特点。

（4）药品本身的使用要求。

【实训报告】

药学服务实训报告2

专业_____ 班级_____ 学号_____ 姓名_____ 分数_____

实训目的:

1. 情景实训一
步骤:

注意事项:

2. 情景实训二
步骤:

注意事项:

3. 情景实训三
步骤:

注意事项:

启发及体会:

报告日期:　　年　　月　　日　　　　　教师签名:

【实训评价】

药学服务实训评价指标2

姓名:_____   班级:_____   学号:_____

评价指标		评分细则	得分	小计
职业素养 (10分)	仪容仪表 (5分)	1. 穿着白大衣,干净整洁,没有涂染(2分) 2. 头发整齐、无染烫,不染指甲(3分)		
	言行举止 (5分)	1. 使用敬称、主动招呼等(3分) 2. 无拽头发、拉衣角,不得抖腿、斜靠等小动作(2分)		
专业技能 (60分)	开展药物咨询 (20分)	1. 药品不良反应的定义(5分) 2. 不良反应发生率的描述(10分) 3. 药品安全性的判断(5分)		
	指导护士计算给药剂量 (20分)	1. 计算原理(10分) 2. 计算结果(10分)		
	关于药品剂型使用方法 (20分)	1. 给药剂量解读(5分) 2. 给药途径介绍(5分) 3. 使用注意事项(10分)		
其他能力 (30分)	沟通表达 (10分)	1. 能理解问题关键(5分) 2. 语言流畅、声音适中(5分)		
	逻辑思维 (10分)	按照逻辑思维清晰度酌情给分(0~10分)		
	职业素养 (10分)	1. 尊重、礼待对方(5分) 2. 有确认对方是否明白问题的环节(5分)		
合计				

备注:教师可参考上表设计知识考点。建议参考实训监测点设立评分点和测评机制

(李巧芳)

第九章

药学信息服务

导学情景 ∨

情景描述:

　　患者,男,50岁,到医院用药咨询室咨询:该患者患有十二指肠溃疡,发作期间服用奥美拉唑,近期体检发现贫血,医师建议服用多糖铁复合物,患者想知道这两种药物是否可以一起服用。

　　药师答复:奥美拉唑可抑制胃酸分泌,多糖铁复合物可以治疗贫血,符合病情需要。但这两个药建议不要同时服用,因为多糖铁复合物在酸性条件下吸收好,而奥美拉唑会使胃内的酸性环境改变,影响多糖铁复合物的吸收。建议早上空腹服用奥美拉唑,晚饭后服用多糖铁复合物。

学前导语:

　　药物之间的相互作用是患者比较关心的问题,药学信息服务人员需要掌握常用药物在不同环境中理化性质的变化。本章主要介绍提供药学信息服务的特点、方式,以及在现代计算机技术的帮助下获得药学信息服务新途径等内容。药学信息服务人员利用现代技术,快速查阅各种资料,可更快、更便捷地指导患者合理用药。

　　药学信息包括与药物直接或间接相关的药物信息。药学信息服务是指药学服务人员进行的药学信息收集、保管、整理、评价、传递、提供和利用等工作。提供药学服务、保证药物治疗的合理性必须建立在及时掌握大量和最新药物信息的基础上,提供药学信息服务是药学服务的一种方式,也是药学发展的主要方向之一。

第一节　概述

一、药学信息服务的目的

(一)药学信息服务基本概念

　　药学信息(pharmaceutical information)也称药品信息,是指药学范围内的所有知识和数据,内容非常广泛。其中广义的药学信息包括了药学学科所有方面的信息,甚至还涉及大量的医学学科的信息,如药品研发、上市和生产信息、药品专利信息、药品的质量信息、药品的货源和价格信息、药学教育信息、药学各专业学科的信息、药品使用信息、疾病变化、耐药性、生理病理状态、健康保健信息等。而狭义的药学信息是指为实现医院临床合理用药所需要的信息,它包括与用药有效、安全、经济有关的所有信息,集中表现了药品的临床使用信息。

药学信息服务(drug information service)也称药学信息活动,是所有涉及药学信息的活动,是指药学人员进行的药学信息的收集、保管、整理、评价、传递、提供和利用等工作。药学信息服务已成为药学服务工作中的一项重要职能。

(二) 药学信息服务的目的

1. 促进合理用药　合理用药是指根据疾病种类、患者状况和相关药学理论选择最佳的药物及其制剂,制订或调整给药方案,以达到有效、安全、经济地预防和治疗疾病的目的。在药物治疗过程中,药物的使用需要通过不同人员的参与和协作才能完成,如医师正确地诊断和下医嘱、药师及时准确地调配药品、护士正确地执行医嘱、患者依从医嘱正确地用药。在这一过程中,药学信息服务将相关人员联系起来,促进各类人员互相沟通,推动整体合理用药水平的发展和提高。

2. 发挥药师的专业价值　在药物治疗过程中,药师能协助医师更好地实现其临床治疗效果,降低不良反应的发生,改善患者的生活质量,其独特的专业性越来越受到重视。药学信息服务工作正好体现了药师的专业特长,发挥药学专业技术人员在药物治疗过程中的特殊作用,在临床用药实践中发现、解决、预防潜在的或实际存在的用药问题,促进药物合理使用。

3. 满足医疗机构的需要　我国的卫生部门和医院已经将药学信息服务逐步提上了日程,使医院等医疗卫生机构对患者提供的服务由目前以供应药品和保证药品质量为主逐渐向以患者为中心的模式转换,体现了医疗机构对患者生命的关爱。通过向患者提供各种药学信息服务,充分体现了医疗机构对患者健康的重视,保证患者用药安全、有效和经济。因此,医疗机构开展药学信息服务,符合患者实际利益的需要,大大提升了医疗机构的竞争能力。

4. 有助于改善医患关系　开展药学信息服务可以及时解答患者的用药疑问,协助医护人员正确使用药品,减少用药差错和不合理用药,从而避免医疗纠纷的发生。

案例分析

案例

某医院药学部接到本院医师电话咨询,询问曲马多片是否要用精神类处方开具? 最大用量是多少?

药师答复:曲马多是一种非吗啡类强效镇痛药,自 2008 年 1 月 1 日开始,曲马多按第二类精神药品管理,需要用精神类方开具。一般单次用量:成人及 14 岁以上的患者是 50~100mg/次,必要时可在 30~60 分钟后重复使用。如果疼痛剧烈,镇痛要求较高,应给予较高的初始剂量(100mg)。一般每日剂量最多不超过 400mg。癌症和重度手术后疼痛时可用更高的剂量。

分析

对于一些与药物有关的政策或法规,医师可能了解得较少,或不太明确具体内容,需要药学信息服务人员及时沟通和转达,为医护人员提供各种用药方面的信息。

二、药学信息服务的内容与特点

（一）药学信息服务的内容

1. 为临床合理用药提供解答 在临床用药过程中开展药学信息服务，可及时为医师、护士和患者等对象提供药物治疗依据，解答包括药品供应、药物用法用量、药物作用及不良反应等相关的用药问题，有助于提高医院整体的合理用药水平。

2. 为公众提供合理用药宣教 目前我国居民的日常用药行为中存在较多的不合理用药现象，如不按医嘱服药、随意停药换药等。这些不合理用药现象增加药物不良反应的发生率，甚至会危害患者的生命安全，同时也是导致药品资源浪费和费用增加的主要原因。药学信息服务能为公众提供合理用药宣教，降低药物不良反应对患者带来的身体损害和医疗费用的浪费，从而提高人们的生活质量。

3. 为相关人员提供最新的药学信息 随着现代技术的快速发展，药品市场中不断有新药涌现，而且部分现有药物的新用途、新用量及新出现的不良反应等信息也不断被报道。收集药物最新的药理、毒理和疗效等相关信息，及时为各类人员提供用药咨询服务，才能满足社会公众对药学信息的需要。

4. 为药事管理法规的制定提供信息支持 药学信息服务人员参与药品不良事件的发现、分析和上报工作，对药品的使用进行评价，为药品监管部门提供药品在临床使用中的再评价数据，并为相关法规的制定和管理工作提供可靠的理论依据。药学信息服务人员还负责建立、维护处方集，提供如《药讯》等有关药学信息的资料，为临床提供科学、全面的用药指导。

（二）药学信息服务的特点

药学信息服务人员需要系统地收集药学信息，还需要对信息进行评价和实现有效管理。药学服务工作具有以下特点：

1. 内容的及时性、广泛性 由于药物的更替、新药的上市、已上市药品的新发现等内容不断更新，因此药学服务在实践中要求全面地收集、评价、存储最新的药学信息，才能持续向临床提供最新、最准确的药学信息，其中包括了药品的研究、生产、流通、使用和管理等多个方面的内容。

2. 对象的全面性 药学信息服务工作的对象包括专业人员（如医务人员、药品研发、生产、销售人员等）和非专业人员（如患者、普通民众等）。药学专业人员通过药学信息服务工作可以帮助医务人员正确使用药品，提高合理用药水平。此外向患者和公众提供药学信息咨询服务也是另一项重要工作，可提高全民的合理用药和自我健康保健意识。

3. 方式的多样性 药学信息服务工作的方式包括各种文字材料、工具书、光盘资料等传统方式，在现代信息技术条件下还出现了药学信息查询数据库、在线用药指导或咨询等新的方式。服务方式的多样性利于不同人群更方便地获取所需的药学信息。

4. 高技术性 药学信息服务工作是一个专业性很强的工作，从事药学信息服务的人员应当是药学专业人员，要求掌握必要的药学信息收集、评价和管理的技能，同时具有良好的沟通和表达能力，这样才能更好地体现药学信息服务的价值。

点滴积累 ∨

1. 药学信息服务的内容有为临床合理用药提供解答、为公众提供合理用药宣教、为相关人员提供最新的药学信息、为药事管理法规的制定提供信息支持等。
2. 药学信息服务的特点有及时性、广泛性、全面性、多样性、高技术性等。

第二节　药学信息服务的实施步骤

一、药学信息获取的途径

随着现代信息科学的迅速发展,药学信息服务也从最初的被动收集数据、整理保存资料和回答患者、医师咨询等初始模式,发展为主动传播药学信息、辅助医疗决策和开发医药信息产品的现代模式。药学信息资源丰富,可主要从以下几个途径获得药学信息。

1. **药品说明书**　药品说明书是由国家药品监督管理局核准的具有法律效应的重要药品文书。我国对药品说明书的内容规定包括药品名称、结构式及分子式、作用与适应证、用法与用量、不良反应、禁忌证、注意事项、包装、有效期贮藏、生产企业、批准文号、注册商标等。中药制剂说明书还应包括主要药味(成分)的性状、药理作用、贮藏等。药品说明书提供的药品基本信息是医护人员、患者了解药品的重要途径,其基本作用是指导安全、合理地使用药品。

2. **专业期刊**　定期出版的相关专业期刊,其中包含了大量反映药学学科最新发现和理论的药学信息,在药学信息服务中发挥重要作用,如《中国药学杂志》《中国药房》《药品不良反应杂志》等。

3. **工具参考书籍**　各类中外工具参考书籍为药学信息服务提供了权威、规范、全面的内容,但信息时效性较差,如《中国药典》《中华人民共和国临床用药须知》《马丁代尔大药典》等。

4. **学术交流**　参加专题报告会、学术会议和继续教育讲座等可以了解到某个药学专业领域最新的情况和专家对某个药学问题的独到见解,将这些信息收集起来,可弥补参考书等其他资料的不足。

5. **网络药学信息资源**　随着网络信息资源的发展,数字化的药学信息与传统的获取信息方式相比,在数量、结构、传播范围、载体形态等各个方面均表现出优势,已成为获得药学信息的重要途径。网络信息资源包括搜索引擎、医药学数据库、电子出版物及药学信息软件等。

6. **深入临床实践**　直接与医师、护士、患者接触,从中获取第一手药品信息资料,通过在临床中观察药物的反应,评价疗效,可以了解药品的选择、使用方法、疗效、用药后的反应和处理方法、并发症的治疗等,将这些有价值的信息记录下来,是其他信息源难以找到的药学信息。

二、药学信息服务的方式

(一)编写文字资料

编写药学信息的文字资料是提供药学信息的重要方式,主要形式有药讯、医院处方集、宣传窗口等。

1. **药讯**　药讯是医院药学部门出版的有关药学信息的内部刊物和资料,为医护人员提供必要的药学信息。其内容包括药品信息、药品不良反应、新药介绍、老药新用、药品价格变动、本院药事管理的通报和动态、本院不合理用药分析等。近年部分医院建立了电子版的药讯,增加了用药问答等互动栏目,更便于医院的医护人员查阅、学习药学信息。

2. **医院处方集**　是按《处方管理办法》和《医疗机构药事管理》要求,由医院药事管理委员会制定的符合本院用药实际情况和特点的药学手册。医院处方集的制定可规范临床用药,减少用药差错,是医院医护人员共同需要遵守的内部用药指南,为医院加强用药管理提供药学信息依据。

3. **宣传窗口**　医疗机构的现代化信息技术为药学信息服务提供了更多的形式,除宣传手册、宣传单、宣传橱窗外,还可利用电子显示屏、触摸式计算机等设备提供方便、全面的药学信息服务。

（二）提供咨询服务

在日常工作中,药师常收到来自于医护人员和患者的各类咨询。在明确提问内容的前提下,对于一些较简单的问题,药学信息服务人员可以直接解答,但要注意沟通技巧,尤其是为患者提供的咨询服务。而对于一些较专业、短时间内难以解答的问题,要认真查阅资料后才可以解答。提供咨询服务时,要考虑咨询对象的不同要求和背景层次,注意药学信息的选择,以便于为不同对象提供不同的药学信息。所有的药学咨询服务不论是否答复,都应详细记录,填写咨询表格存档。

案例分析

案例

患者,女,28岁。2日前受凉后出现鼻塞、流涕,无咳嗽、咳痰,体温37.3℃,到药店购药时自诉感冒,要求购买感康和头孢菌素类药品。驻店药师了解患者的病情后,认为患者属于普通感冒,大多是病毒感染,一般不主张使用抗菌药,建议其先不需要使用头孢菌素类抗菌药,可使用感康等抗感冒复方药治疗,勤喝水多休息,1周左右基本可缓解。药师同时叮嘱患者,使用感康期间应注意不要开车。

分析

本药学信息服务案例中,驻店药师对患者提出的简单问题进行了直接口头解答,帮助患者合理用药,并告知药品可能引起的不良反应和注意事项。

（三）参与临床药物治疗活动

药学信息服务人员通过参与查房、会诊、病例讨论等药物治疗活动,不但可以及时解答医护人员提出的有关药物治疗、相互作用、配伍禁忌及不良反应等问题,协助医师制订最佳的用药方案;还可以对患者用药后的效果和不良反应及时作出评价,便于医师采取合理措施。

此外,患者用药教育是药学信息服务人员参与临床药物治疗活动的重要组成部分。药学信息服务人员运用掌握的药学专业知识,以通俗易懂的语言和患者可接受的方式,向患者讲解用药知识、用药注意事项等,提高用药依从性,对实现治疗目标有十分重要的意义。

（四）利用药学信息软件实现信息服务

目前,利用计算机网络技术建立的各种药学信息服务软件,为广大人群提供了及时、便捷的药学信息服务,例如医院信息管理系统、合理用药信息支持系统、药品查询软件等。各类计算机药学信息系统主要可实现以下功能:

1. **注射剂体外配伍审查**　根据注射液的理化性质和治疗学配伍的数据,提示在同时输注的处方药物间可能存在的体外配伍问题。

2. **药物相互作用审查**　提示在同一处方中的联用药物或同一患者当天的联用药物间可能出现的相互作用。

3. **药物过敏史审查**　在获取患者既往过敏信息的基础上,审查患者处方中是否存在与既往变应原相关的或可能导致类似过敏反应的药物。

4. **重复用药审查**　包括重复成分、重复治疗两种审查。重复成分审查提示患者的用药处方中的两种或多种药品是否有相同的药物成分,可能存在重复用药问题。重复治疗审查提示患者的用药处方中的两种或多种药品是否同属某个药物治疗分类,可能存在重复用药问题。

5. **特殊药品剂量审查**　提示当处方药品为特殊管理药品(精神、麻醉、医用毒性药品)时,药品处方剂量是否超过每次、每日的常规最大量。

6. **特殊人群用药审查**　包括老年人、儿童、孕妇、哺乳期妇女等人群用药审查,提示不同人群在其处方药品中是否有其禁忌或慎用的药品存在。

（五）通过各种媒介主动传播药学信息

向医护人员、患者、社会公众主动传播药学信息也是药学信息服务的基本任务,因此,建立广泛、便捷、畅通的交流渠道显得尤为重要。

1. 利用传播大众媒体如报纸、广播、电视、网站、手机信息传播药学信息,可及时将公众关心的药学信息广泛传播出去。

2. 在社区利用上门服务、派发传单、举办药学知识讲座,通过现代通讯手段如电话、电脑网络等多种方式,进行用药咨询、药品不良反应收集等工作。

三、药学信息服务的实施步骤

为了能更好地向医护人员、患者、社会公众提供药学信息服务,要求全面掌握药学专业知识的药学信息服务人员按规范的步骤,将需要的信息适当、客观地传递给服务对象。

（一）明确服务对象的需求和问题

对于咨询服务中的用药问题,应认真听取服务对象提出的用药问题,同时注意了解其背景信息,有助于正确理解服务对象的需求,给出最佳的回答。对于临床工作中的用药问题,需要药学信息服务人员主动发现、收集信息,利用宣传窗口、讲座等多种主动服务方式向服务对象传递需要的药学信息。

（二）　问题归类

对服务对象提出的用药问题判断、归类，常见的问题有药品治疗作用、药品不良反应、剂量、禁忌证、药物间相互作用、哺乳及妊娠期用药、儿童及老年人用药等。对问题归类有助于药学信息服务人员选择正确的信息。

（三）　获得附加信息

药学信息服务人员应进一步了解与用药问题相关的具体情况，如医护人员提出的问题是否与临床工作中遇到的情况有关，患者提出的问题是否与其年龄、体重、既往病史及用药情况有关等。

（四）　查阅资料

除了简单的用药问题可以当即回答外，大多数问题均需要药学信息服务人员查阅相关资料后再答复，确保答复的完整性和准确性。药学信息服务人员应具备查阅文献等资料的能力，应用适当的检索方法，查阅资料后还应对收集的药学信息进行评价、分析和整理工作。

知识链接

文献资料的种类

文献资料按照加工层次的不同，可分为一次文献、二次文献和三次文献。一次文献指原始文献，即直接记录研究实验结果、观察到的新发现、创造性成果和首创理论的文献，常见的就是发表在期刊杂志上的研究论文、学术会议的研究报告等。二次文献是对一次文献进行筛选、压缩和编排而形成的进一步加工后的文献。二次文献是管理和查询一次文献的工具和线索，本身并不含有读者所需要的详细信息。如文摘、索引、目录等就是二次文献。三次文献是在合理利用二次文献的基础上，对一次文献的内容进行归纳、综合而编写出的文献。例如年鉴、综述、教科书等就是三次文献。

（五）　回答问题

对之前被咨询的用药问题形成答案，根据服务对象的需要和具体情况，以口头或文字形式提供给问询者，这一步是药物信息服务的重点步骤。回答前先复述问题，回答后应确保服务对象能够正确理解答复的内容。对于公众用药信息需求和临床工作中的用药问题，应通过主动宣传的方式传播答复。

（六）　随访、建档

条件允许的前提下，药学信息服务人员应对服务对象追踪随访，了解所提供药学信息的效果、对问题答复的满意度、有无新问题出现等。通过随访可及时发现药学信息服务工作中的问题，有助于提高服务质量。对所有药学信息服务的问题、答复和随访等内容均应记录或建立档案。

点滴积累　V

1. 药学信息服务的实施步骤主要为明确服务对象的需求和问题、问题归类、获得附加信息、查阅资料、回答问题、随访、建档。
2. 药学信息服务的方式主要包括编写文字资料、提供咨询服务、参与临床药物治疗活动、利用药学信息软件实现信息服务、主动传播药学信息等。
3. 获得药学信息的主要途径有药品说明书、专业期刊、工具参考书籍、学术交流、网络药学信息资源、深入临床实践等。

第三节　计算机网络技术与药学信息服务

计算机网络技术的应用和普及,实现了药学信息的科学管理和共享。因此,在药学信息服务的过程中,计算机网络技术至关重要。

一、利用计算机网络技术整合加工药学信息

目前互联网上药学信息资源丰富,且逐渐成为获取药学信息的重要渠道,但网络信息资源分散、无序,为药品信息查询带来了极大的困难,因此对互联网中的药学信息进行有序地整合、加工十分必要。

（一）管理药品信息资料

利用 Excel、Word 等办公软件,将通过各种方式收集来的药学信息,按照药学信息室制定的分类方法进行分类,做好编目与索引,利用计算机网络技术建立目录及计算机查询系统,使药学信息室有大量的药学信息储备且不断更新,结合本单位的实际需要,建立药学信息库,将图书、期刊等纸质信息源逐步转换为数字信息源,开发或引进药学信息管理系统软件,为药学信息服务的顺利实施奠定基础。

（二）建立各类药学信息数据库

药学信息数据库是对各种网络药学信息资源进行收集、建库等加工后,以统一的方式呈现给服务对象的形式更好、效率更高的数字资源体系。

（三）建立医院信息系统

ER-9-1

国内外常用的数据库

医院信息系统（hospital information system,HIS）是利用计算机网络技术对医疗活动中产生的数据进行采集、存储、处理、提取、传输、汇总、加工生成各种信息,为医院的整体运行提供全面、自动化的管理及各种服务的信息系统。HIS 包括电子病历、医师工作站、护士工作站、实验室信息系统、医学图像存储传输系统以及合理用药分析系统等内容。在医疗活动中医师实现电子医嘱后,医嘱进入系统立即就会经过合理用药系统审查,提示医嘱中的不合理用药问题及处理意见。HIS 还设有临床药学工作站,药师可调出医院全部患者的医嘱、病历、检验报告等信息,启动计算机合理用药分析系统对患者的用药情况进行检查,以达到合理用药的目的。

知识链接

医院信息系统的前沿领域

医院信息系统的前沿领域是建立医疗质量评价系统和医疗质量控制系统。

医疗质量评价系统的主要内容包括：①医疗质量评价；②护理工作质量评价；③医院工作效率评价；④医务人员工作质量评价。医疗质量控制系统主要用于以下3个方面：①医疗质量控制；②医药质量控制；③临床检验质量控制。

（四）建立合理用药信息支持系统

合理用药信息支持系统基于互联网信息技术，以专业药学基础信息数据库为核心，对科学、权威的医药学及其相关学科知识进行标准结构化处理，实现医嘱用药自动审查和医药信息在线查询，及时发现潜在的不合理用药问题，帮助医师、药师等临床专业人员以及专业医疗机构在用药过程中及时有效地掌握和利用药学信息，预防药物不良事件的发生，促进临床合理用药。

（五）建立药品采购供应中应用的供应链系统

药品采购过程中，在计算机网络技术支持下利用医院采购用药招标系统，可及时准确地掌握和处理药品信息，实现中标单位的自动确立，从而避免了传统招标过程中的人为干预因素，充分体现药品招标的公开、公平、公正原则。

（六）建立不良反应上报监测系统

根据我国《药品不良反应报告和监测管理办法》规定，各个药品生产企业、药品经营企业、医疗机构均应当按照规定报告所发现的药品不良反应。国家药品监督管理局在互联网上建立的国家药品不良反应监测系统，便于各机构随时上报发现的药品不良反应，并且每年发布《国家药品不良反应监测年度报告》。对药品不良反应信息的收集、整合工作可以减少药品不良反应的重复发生，保障公众用药安全，为药品再评价和临床用药提供了可靠的信息。

我国药品不良反应报告流程

二、建立药学信息服务网站

利用计算机网络技术，建立各类药学信息服务网站，可扩大药学信息服务范围。任何服务对象进入网站后，通过分类检索、关键词检索等搜索方式，即可获得所需要的药学信息。一些已建成的网站还为药学信息服务人员提供平台，设立药物专题、药师专家座谈等栏目，为公众提供用药咨询服务。

部分官方药学网站地址

三、开发药品信息查询软件

随着计算机网络的发展，各类药品信息查询软件的出现为医护人员和公众提供了便捷、及时的药学信息服务。近年来无线技术的发展，又将药品信息查询软件逐渐从计算机上转移到智能手机等无线设备上，如掌上药物手册、药品查询、不良反应查询等，更具有便捷性。此外，药品信息查询软件手机客户端也成为获取药学信息的便捷途径之一。

点滴积累 ∨

1. 现代计算机网络技术对药学信息服务的作用主要有整合、加工药学信息、建立药学信息服务网站、开发药品信息查询软件等。

2. 利用计算机网络技术整合、加工药学信息可用于管理药品信息资料、建立各类药学信息数据库、建立医院信息系统、建立合理用药信息支持系统、建立药品采购供应中应用的供应链系统、建立不良反应上报监测系统。

目标检测

一、选择题

（一）单项选择题

1. 下列不属于药学信息的是（　　）

    A. 药品的不良反应　　　　　　　　B. 药品的适应证

    C. 药品的质量信息　　　　　　　　D. 购药者的家庭背景

    E. 药品的疗效

2. 药学信息服务的内容不包括（　　）

    A. 为临床合理用药提供解答　　　　B. 为公众提供合理用药宣教

    C. 为相关人员提供最新的药学信息　D. 为药事管理提供信息支持

    E. 为生产厂家做药品宣传

3. 下列哪个不是获得药学信息的途径（　　）

    A. 药品说明书　　　　　　　　　　B. 工具参考书

    C. 商业渠道　　　　　　　　　　　D. 网络药学信息资源

    E. 学术交流

4. 药学信息服务的重点实施步骤是（　　）

    A. 回答问题　　　　　　　　　　　B. 获知患者既往病史

    C. 随访　　　　　　　　　　　　　D. 建档

    E. 问题归类

5. 能提供药品的基本信息,由国家药品监督管理局核准的具有法律效应的重要药品文书是指（　　）

    A. 药品工具书　　　　　　　　　　B. 药品学术报告

    C. 药学杂志　　　　　　　　　　　D. 药品说明书

    E. 临床用药手册

（二）多项选择题

1. 药学信息服务的意义包括（　　）

A. 促进合理用药　　　　　　　　B. 促进药品销售量增加

C. 发挥药师的专业价值　　　　　D. 改善医患关系

E. 满足医疗机构的需要

2. 药学信息服务人员收集、评价、管理药学信息的工作特点包括(　　　)

A. 内容的及时性　　　　　　　　B. 内容的广泛性

C. 对象的全面性　　　　　　　　D. 方式的多样性

E. 高技术性

3. 药学信息服务工作的对象包括(　　　)

A. 医务人员　　　　　　　　　　B. 药品研发人员

C. 患者　　　　　　　　　　　　D. 普通民众

E. 药品销售人员

4. 药学信息服务的方式有(　　　)

A. 编写文字资料　　　　　　　　B. 提供咨询服务

C. 参与临床药物治疗活动　　　　D. 主动传播药学信息

E. 提供辅助工具服务

5. 药学信息服务的实施步骤有(　　　)

A. 明确服务对象的需求和问题　　B. 将问题归类

C. 查阅资料　　　　　　　　　　D. 回答问题

E. 随访、建档

二、简答题

1. 请简述药学信息服务的主要方式。

2. 请简述药学信息服务的具体实施步骤。

三、实例分析题

一患儿需注射青霉素,皮试后护士配制好注射用药,但由于患儿吵闹不肯配合,导致 1 小时后患儿睡着才能开始给药。此时,该护士希望得知配好的药物是否还能使用? 请为该护士提供相关药学信息服务。

ER-09章习题

（刘泱泱）

附录

医院药学相关法律法规目录

1.《关于加强药事管理转变药学服务模式的通知》(2017 年 7 月 5 日)

2.《药品经营质量管理规范》(2016 年 6 月 30 日)

3.《中华人民共和国药品管理法实施条例》(2016 年 6 月 1 日)

4.《抗菌药物临床应用指导原则》(2015 年 7 月 24 日)

5.《国务院办公厅关于城市公立医院综合改革试点的指导意见》(2015 年 5 月 6 日)

6.《中华人民共和国药品管理法》(2015 年 4 月 24 日)

7.《国家基本药物目录》(2012 年版)(2013 年 5 月 1 日)

8.《药品流通企业通用岗位设置规范》(2012 年 12 月 1 日)

9.《卫生事业发展"十二五"规划》(2012 年 10 月 8 日)

10.《抗菌药物临床应用管理办法》(2012 年 8 月 1 日)

11.《医疗机构从业人员行为规范》(2012 年 6 月 26 日)

12.《国家药品安全"十二五"规划》(2012 年 1 月 13 日)

13.《医疗机构药品监督管理办法(试行)》(2011 年 10 月 11 日)

14.《药品不良反应报告和监测管理办法》(2011 年 7 月 1 日)

15.《全国药品流通行业发展规划纲要(2011—2015)》(2011 年 5 月 5 日)

16.《二、三级综合医院药学部门基本标准(试行)》(2011 年 3 月 7 日)

17.《医疗机构药事管理规定》(2011 年 3 月 1 日)

18.《静脉用药集中调配质量管理规范》(2010 年 4 月 20 日)

19.《医院处方点评管理规范》(2010 年 2 月 10 日)

20.《关于建立国家基本药物制度的实施意见》(2009 年 8 月 18 日)

21.《国家基本药物目录管理办法》(2009 年 8 月 18 日)

22.《处方管理办法》(2007 年 5 月 1 日)

23.《医疗机构麻醉药品、第一类精神药品管理规定》(2005 年 11 月 14 日)

24.《麻醉药品和精神药品管理条例》(2005 年 8 月 3 日)

25.《医疗机构制剂配制质量管理规范(试行)》(2001 年 3 月 13 日)

26.《癌症三级止痛阶梯治疗法指导原则》(1993 年 5 月 14 日)

参考文献

1. 胡晋红. 实用医院药学. 上海：上海科学技术出版社,2007.
2. 杨世民. 医院药事管理. 北京：人民卫生出版社,2006.
3. 彭丽红. 医院药学概要. 北京：人民卫生出版社,2008.
4. 葛建国. 临床不合理用药实例评析. 北京：人民军医出版社,2011.
5. 张为烈,王青山,尤兆雄. 患者安全和合理用药. 北京：人民军医出版社,2012.
6. 冯瑞浩. 药学服务沟通与实践. 北京：人民军医出版社,2011.
7. 王育琴. 医院药师基本技能与实践. 北京：人民卫生出版社,2016.
8. 中国药学会医院药学专业委员会. 医疗机构药学工作质量管理规范. 北京：人民卫生出版社,2016.
9. 丁选胜. 药学服务概论. 北京：人民卫生出版社,2016.
10. 刘绍贵,欧阳荣. 中药药学服务手册. 北京：人民卫生出版社,2016.
11. 国家食品药品监督管理总局执业药师资格认证中心. 药学综合知识与技能. 北京：中国医药科技出版社,2016.
12. 全国卫生专业技术资格考试用书编写专家委员会.2017 年主管药师药学（中级）考试教材. 北京：人民卫生出版社,2016.

目标检测参考答案

第一章 绪 论

一、选择题

（一）单项选择题

1. A 2. A 3. D 4. B 5. C

（二）多项选择题

1. ABD 2. ABCE 3. BCE 4. ABCDE 5. ABCDE 6. ABCDE 7. ABCDE

二、简答题（略）

第二章 医院药学部（科）的组织机构及管理

一、选择题

（一）单项选择题

1. B 2. C 3. A 4. D 5. A 6. B 7. B 8. D 9. E

（二）多项选择题

1. ABCDE 2. ABCDE 3. AD 4. ABCDE 5. ABCD 6. ABDE

二、简答题（略）

三、实例分析题

1. 不合理。

依据《处方管理办法》，由药学专业技术人员负责调配，以往由药剂人员和护理人员分工合作的摆药模式已逐步被由药学专业技术人员负责调配所取代。静脉用药集中调配是指医疗机构药学部门根据医师处方或用药医嘱，经药师进行适宜性审核，由药学专业技术人员按照无菌操作要求，在洁净环境下对静脉用药物进行加药混合调配，使其成为可供临床直接静脉输注使用的成品输液的操作过程。所以，护士在医院住院部中心摆药室摆药或在静脉用药调配中心配置药物是不合理的。

2. 不可以。

违反《医疗机构制剂配制质量管理规范》。医院制剂是为了满足临床需求，根据其配方的特殊性以及科学研究的需要，依据制定的制剂生产工艺规程制备，仅限于本医院使用的药物制剂。

第三章　医院药品调剂

一、选择题

（一）单项选择题

1. D　2. C　3. B　4. C　5. B　6. A　7. C　8. A　9. D　10. B　11. E　12. C　13. B　14. D　15. C

（二）多项选择题

1. ABCD　2. ABCDE　3. AB　4. BC　5. BCD

二、简答题（略）

三、实例分析题

1. 解析　根据题目口服成人每日量为 1 ～ 2g，分 3 ～ 4 次，空腹服用。医师要求分 4 次服用，则每次的最低剂量为每日量的 1/4，即 0.25g；每次的最高剂量为每日量的 2/4，即 0.50g。所以成人的剂量是 0.25g ～ 0.50g，每日 4 次。

处方中患者的用量是 0.5g，用法是一日 4 次是正确的，但应该是空腹服用，而不是饭后服用。

2. 解析　小儿一日按体重 12mg/kg 顿服（一日最大量不超过 0.5g），连用 5 日。

因为每次剂量 = 12×21 = 252mg，处方中患者的用量是 0.25g，用法是每日 1 次顿服，所以阿奇霉素颗粒的用法用量是正确的。

3. 答案要点

（1）乳酶生片的用法用量错误。

（2）乳酶生片和氧氟沙星片有配伍禁忌。

（3）氧氟沙星是幼儿禁用药，且其用量也错误。

4. 仔细阅读处方后，请正确填写药袋（略）。

第四章　静脉用药集中调配

一、选择题

（一）单项选择题

1. A　2. A　3. B　4. A　5. A　6. C　7. D　8. A

（二）多项选择题

1. ABCDE　2. ABCDE　3. ABCDE　4. ABCDE　5. ABC　6. BCDE　7. ABCD　8. ACDE

二、简答题（略）

第五章　医　院　制　剂

一、选择题

（一）单项选择题

1. D　2. C　3. B　4. D　5. B

（二）多项选择题

1. BCD　2. ABCDE　3. ABCDE　4. ABCD　5. ABCD

二、简答题

1. 医院制剂中,对原辅料进行粉碎的目的。

答案:可以增加药物的表面积,促进药物溶解;有利于制备各种药物剂型;加速原料中有效成分的溶解;便于调配、服用和发挥药效;便于新鲜药材的干燥和贮存。

2. 简述注射剂制备的工艺流程。

答案:原辅料的准备→配制→滤过→灌封→灭菌→检漏→质检→包装等。

环境区域划分:洁净区(精滤、灌装、封口、冷却)与控制区。

3. 举例说明医院制剂的一般质量检查项目。

答案:①片剂:外观性状、片重差异、硬度和脆碎度、崩解度、溶出度或释放度、含量均匀度。②散剂:均匀度、水分、装量差异、卫生学检查、粒度检查。颗粒剂:外观、粒度、干燥失重、溶化性、装量差异。③栓剂:外观、重量差异、融变时限、熔点范围、体外溶出试验与体内吸收试验等。④软膏剂:粒度、装量、微生物限度、主药含量、物理性质、刺激性、稳定性、软膏剂中药物的释放、穿透及吸收等。

第六章　医院药品采购、储存与养护

一、选择题

（一）单项选择题

1. B　2. C　3. A　4. C　5. A　6. D　7. A

（二）多项选择题

1. ABCE　2. ABCD　3. ABCDE　4. ABCE　5. ABCE　6. ABD

二、简答题(略)

三、实例分析题(略)

第七章　临床药学

一、选择题

（一）单项选择题

1. C　2. A　3. B　4. D　5. C　6. D　7. C　8. E　9. A　10. B

（二）多项选择题

1. ACDE　2. BD　3. ABD　4. ACD　5. ACDE　6. ADE　7. ABCDE

二、简答题(略)

三、实例分析题

1. 用药分析

（1）庆大霉素按照儿童每日 3～5mg/kg 给药,本例患儿一日用量为 120mg,已超过其最大使用量的 2 倍多,因此导致患儿肾小管严重受损。

（2）碳酸氢钠可使尿液碱化,与庆大霉素合用疗效增加,但肾毒性也增加。

（3）该病例提示,小儿、老年人、肾功能不全者应慎用氨基糖苷类抗生素。

2. 用药分析　这种联合用药是不合理的。主要是除单独应用对乙酰氨基酚外,氨咖黄敏胶囊每粒含对乙酰氨基酚0.25g,维C银翘片每片含对乙酰氨基酚0.105g,仅感冒这一项该患者每天服用对乙酰氨基酚3.445g,超出该药常用剂量2.0g的要求,属于重复过量用药,增加了肝毒性风险,患者本身在应用肝病的药物,药物相互作用不良反应的概率将明显增加。属于严重的不合理用药。

3. 用药分析　本处方属于配伍禁忌用药。头孢曲松钠药品说明书中明确提示,由于可能产生药物间的不相容性,不能将本品与其他药物混合,需联合用药时应分开使用。

第八章　药学服务

一、选择题

（一）单项选择题

1. C　2. A　3. D　4. C　5. A　6. A　7. D　8. D　9. B　10. E　11. A　12. A

（二）多项选择题

1. ABCDE　2. ABCE　3. BDE　4. ABDE　5. ABCDE　6. ABCDE　7. AE　8. ABE　9. AC　10. BCDE

二、简答题(略)

三、实例分析题

1. 略。

2. 提示:糖皮质激素可引起钙流失,案例分析可从糖皮质激素的不良反应入手。

第九章　药学信息服务

一、选择题

（一）单项选择题

1. D　2. E　3. C　4. A　5. D

（二）多项选择题

1. ACDE　2. ABCDE　3. ABCDE　4. ABCDE　5. ABCDE

二、简答题(略)

三、实例分析题

解析:青霉素水溶液在室温不稳定,20U/ml青霉素溶液30℃放置24小时效价下降56%,青霉烯酸含量增加200倍,因此应用本品须新鲜配制。

医院药学概要课程标准

（供药学专业用）